花精之友

應用手帖

目錄 contents

序

　　歡迎各位花友，謝謝你翻開這本《花精之友應用手帖》，開始了解 350 種世界花精所帶來的美妙能量。

　　「花精之友（Flower Essence Friends）」是 2012 年起一群在台灣的花精使用者自發組織花友的聚會，分享個人使用花精的經驗，支持彼此人生轉化。隨後雖然大家分別參加不同的花精師訓練課程或是自學使用，仍保持每個月的碰面與分享。

　　花精之友主持人作為聚會成員的一份子，多年來走訪英格蘭、美國、蘇格蘭、非洲、日本等地的花精中心，親自向每位花精製作者學習，將各家花精的學習與運用法帶回台灣，也邀請製作者與多國療癒師來台教學。

　　就讓花精陪伴您邁向靈魂使命之路吧！我們歡迎任何想接觸和學習花精的新朋友、老朋友、療癒師與使用者加入，「花精之友」的三個心靈願景是：

心靈願景	說明	對應活動
自在企業	能和工作夥伴、療癒師與花友們一起同行在幸福與正念的生命道路。	花精代理與團購 花精救災公益服務
推廣研究	提供花友多元的學習內容，學習覺察與情緒平衡。	定期花友共學 定期花精師聚會 花精讀書會與研究報導 花精專業課程 NGO 公益與企業課程 國外花精學旅團
接觸大地	連結自然神靈與人類之間的橋樑，讓地球永續美麗。	接觸大地連結自然神靈 戶外自然體驗與探索

如何運用這本手帖

＊從頭開始閱讀以了解製作者與製作背景，對每一個花語有所印象。
＊從喜歡的花精品牌開始逐一閱讀，找到自己受吸引的花圖或花語。
＊從需要的情境分類開始選花精，請翻到 109 頁。
＊隨意翻開一頁，直覺選出吸引你的花圖與花語。
＊利用目錄與分類查詢，配合靈擺或肌力測試來選出適合的品牌與個別花精。
＊若有對這本手帖的改進建議，請告訴我們，以利修訂，讓各位能更順暢地運用手帖。

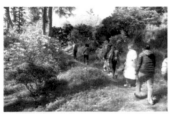

蘇格蘭學旅團戶外教學

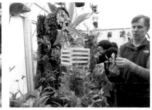

蘭花溫室教學

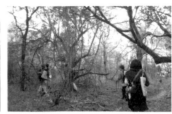

南非學旅團戶外教學

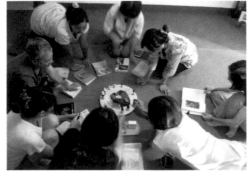

花精體驗會

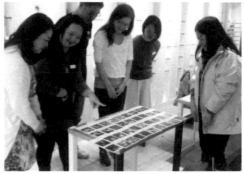

日本學旅團參訪花精咖啡館

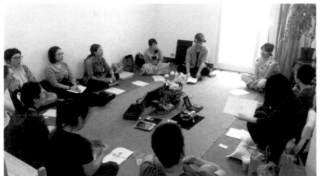

花精體驗會

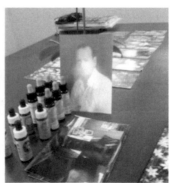

巴哈花精讀書會

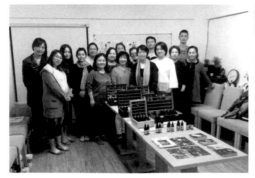

邀請日本花精老師來台開設專業課程

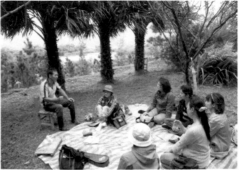

有機農園與花精戶外體驗會

花精基礎認識

什麼是花精？

花精是細微的液體，主要是舌下使用法。其微細能量並非生化作用、而是屬於物理振動以具體化每朵花的能量模式，來處理深度的情緒與身心靈發展。

在過去東西方的文獻歷史中，就有記載草藥師製作花精的方式。現代的花精普及則要歸功於英國的巴哈醫師（Edward Bach），他在 1930 年代發展出巴哈花精（Bach Remedies 或 Bach Flower Essences），統整出現代的花精製作與運用，讓花精運用擴及到全世界。

巴哈醫師的貢獻

1930 年代巴哈醫師離開倫敦的同類療法工作、搬到鄉間發展新的自然藥方系統而製作出花精。巴哈醫師意識到人類痛苦的根源並非只是症狀，他認為植物藥方與人類的心理狀況有關，成為提出情緒、身體和心靈健康關係的先驅者。

巴哈醫師認為，關於健康，要考慮到情緒和靈性，當人們無法覺察靈魂的身份或失去生命方向，此時出現的疾病是要讓人辨識並意識到自己的缺點，因而願意改變與學習生命經驗，邁向自己應當完成的真正使命。

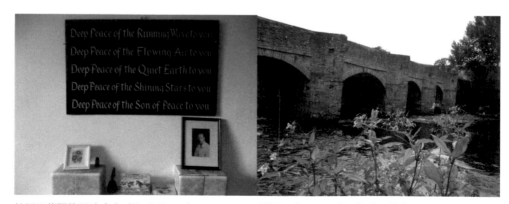

拍攝於英國的巴哈中心（Bach Center）　　拍攝於英國巴哈醫師找到鳳仙花之 River Usk 河畔

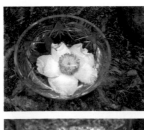
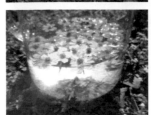
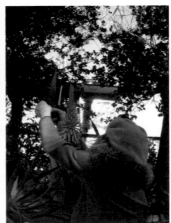
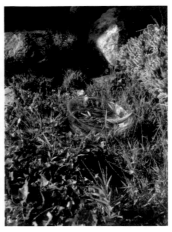

在非洲、加州與台灣的花精課程中運用日曬法來製作花精

花精製作

巴哈醫師製作花精的方式所採用的是「日曬法」或「煮沸法」：選用野花或古老花園的花，將花放在水缽中日曬或煮沸後製成花精母酊（mother tincture），經過第一層稀釋並加入保存液（可能用到白蘭地酒、伏特加酒、醋、海鹽等方式），就是我們平常購買到的花精市售瓶（stock）。

近年的新花精系統，則開始運用了不剪花、改以月光或特別星辰時間製作，或以菌菇與能量點環境作為製作對象。花精製作品質，不僅需注意環境的純淨、開花時的振動力量、天空與氣象狀態，還有製作者對植物生命週期能量的敏感度。

花精的影響與效果

古老東方所說的的「氣」或西方提到的「生命力」，都是用來解釋生命能量。缺乏這個能量，身體就會有壓力且無法抵抗疾病。從能量觀點來看植物，植物表達的形式為以太生命力，可與人類身體的七個主要能量中心「脈輪」對照，也因此花精能對人類脈輪有很大的影響。而蘭花花精不僅針對身體脈輪，也有身體以上「更高脈輪」的影響。更高脈輪表示突破頂輪、在靈性進展和生命合一的能力所在（參考分類137頁）。

從心靈面來看，人類的小我與自私所造成的負面情緒，會造成心靈視野無法完整，產生「陰影」或「懷疑」。過度活躍的陰影，對療癒是極大的阻礙。

帶著陰影影響，可能扭曲了原本朝著光明前行的靈魂旅程，也可能引發自我毀滅與負面信念與行為。對此花精之友特別介紹陰影主題花精群（123頁），協助我們重新平衡光暗的兩極、停止陰影影響並清理內在視野。

從藝術層次來看，花精就像聽到動人的音樂或看見令人讚嘆的畫作，因為

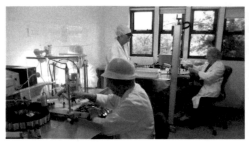

參訪威爾斯的巴哈花精工廠

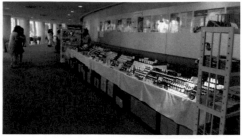

參加 2014 年日本的世界花精大會

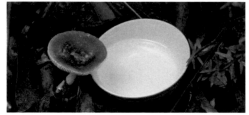

製作蘑菇精素

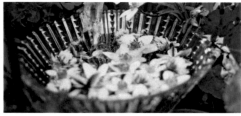

使用酒與綜合花的製作

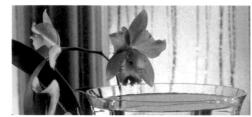

蘭花的不剪花製作

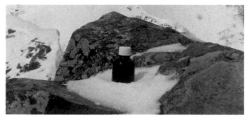

製作雷光精素

藝術品的光線與聲波而觸動的我們，喚起靈魂的深層感受，或許還會影響到身體的呼吸與感知。花精也是如此地喚醒內心，表達出自然與人類之間的能量共鳴。

然而，面對花精持有懷疑態度的人，認為花精在科學面的可信度不多，台灣幸運地有崔玖教授、諸位花精老師與醫師們的多年研究。崔教授以「生物能信息醫學（Bioenergetic Information Medicine）」的研究基礎，累積了上萬名的花精案例，提出花精在身心靈層面影響的數據資料。蘭花花精的製作者 Don Dennis 也期待透過未來的「生物電能學界（Bioelectronics）」甚至是「奈米生物電能學界（Nanobioelectronics）」等科學證實來支持花精領域。

花精選擇

您可運用直覺、花卡、花語，或是注意哪一瓶跳出來，感覺受到哪一個花精所吸引。歡迎參加花精之友的聚會與課程，學習如何運用靈擺、肌力測試與○環測試等方式來選出適合花精。

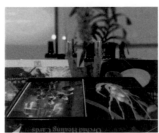
運用花卡選花精

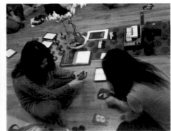
運用花卡選花精

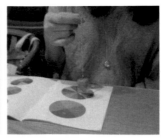
運用靈擺選花精

花精多元使用方式

請參考各家花精品牌的使用方法介紹。除了蘭花花精建議直接使用原液以外，其他花精皆可與巴哈花精搭配成複方稀釋瓶。

一般使用來說：「滴瓶」可選用最多 7 種花精來稀釋搭配成複方瓶，每一種花精 2~4 滴數，加上保存液（食用酒、醋或海鹽等），每天使用 3~4 次的頻率，並持續使用兩週或一個月。

「空間噴霧瓶」若含精油請勿舌下使用，僅噴於身邊或空間中。 以下圖示花精的多元使用方法：

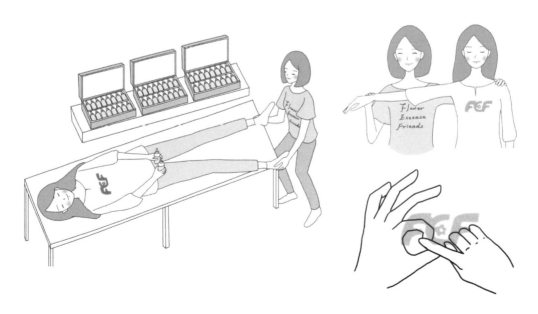

運用肌力測試、TEK 測試與 O 環測試來選出花精

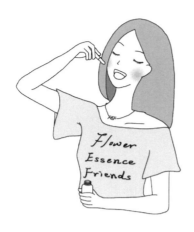

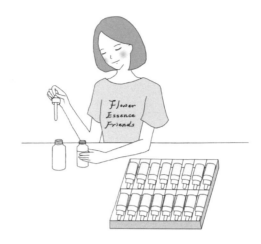

舌下原液使用：蘭花花精建議直接使用原液，其他花精可以原液或稀釋使用。

自行搭配 30ml 複方瓶：選用 7 種以內的花精，每一種花精 2~4 滴數，加入一湯匙以上的保存液（食用酒、醋或海鹽等）。每天使用 3~4 次的頻率，盡量於兩週內用畢。

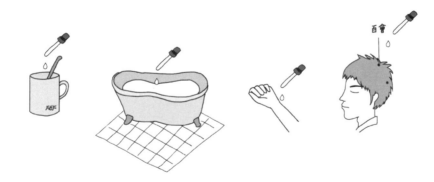

百會

每日飲用：這樣的使用法較為簡單與衛生，也可滴於開水、果汁、花草茶中。而是否適用於咖啡，各花精製作者尚持不同意見。

浸泡使用：用於泡澡與泡腳的水中，依照容量每種花精加入 10 滴以上滴數。

濕敷使用：可以濕布敷用，或滴於身體穴位點（頂輪、耳後、頸後、手腕、太陽穴等處）。

乳霜使用：滴入天然的沐浴洗髮精、乳霜等，做為個人專用花精霜。

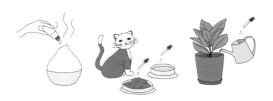

普用對象：老人、小孩、動物與植物皆
可使用（加入飲水、鮮食或擦澡運用）。
孕婦能用上多數花精，但仍有特別幾款
需注意標示是否有不宜懷孕狀態，或洽
詢花精之友確認。

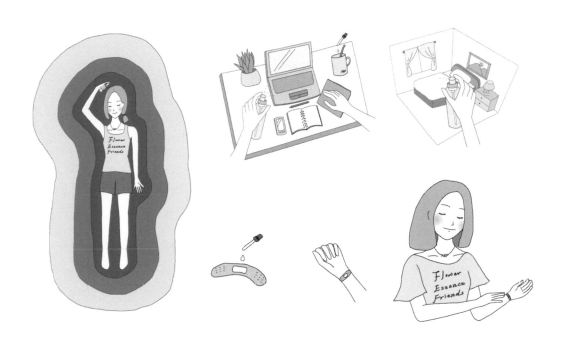

空間噴霧：直接選用空間噴霧花精，
或自行搭配成空間噴霧瓶（可加入精
油），根據空間尺寸加入 10 滴以上
的花精。用於身體附近、居家與工作
空間。

水氧機使用：根據房間大小可加入 10
滴以上的花精，或再加入精油混用。影
響較為細微緩慢，請慎選花精主題，是
否干擾到大範圍空間中的其他人。

緊急救災：救災時期可多加運用花草
茶、噴霧與花精 OK 繃，協助受災者身
心安穩（台灣已設立有七個救災花精免
費索取站）。

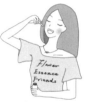

救災公益花精用法
Flower Essences Rescue Project , Taiwan
穩定、平靜、恢復、淨化

基本使用
舌下2~4滴

花精奉茶

噴於身邊或救災站空間

花精OK繃用於無傷口處

滴於非受傷皮膚或頭頂

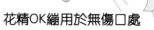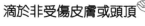

救災或公益使用可免費索取

1 Angelic Canopy 天使保護傘 （滴瓶、噴霧）
2 Immediate Relief 緊急舒緩 （滴瓶、噴霧）
3 Soul's Balm 靈魂之慰 （糖球）
4 Cherry Wood 平靜之樹：櫻桃樹 （滴瓶、噴霧）

免費索取中心

北部：台北市大安區羅斯福路二段101巷10號（食在自在）02-23632178
北部：台北市大安區永康街 23 巷 39 號 B1（平價空間）0921-128-361
中部：台中市西屯區台灣大道四段696號（泛蓋亞）04-24633376
中部：台中市台灣大道二段405號5樓11（塔拉妙法療癒花園）0939-8069
南部：高雄市新興區玉竹一街25號（心鑰）0977-657238
東部：花蓮縣鳳林鎮光復路171號（黎悠工作室）0919-134626
東部：花蓮市林森路305巷5號（佩蒂宅天然有機美鋪）03-831-1058

These essences are donated by LTOE and PLATBOS, for rescue & relief workers and disadvantaged group in Taiwan. Please contact retailer centers or main distributor for details.

http://www.feftaiwan.com　FlowerFriends　fef@HealingOrchids.tw　花精之友

花精名稱與品牌	救災花精	花精說明
緊急舒緩（蘭花花精）	滴瓶、糖球 空間噴霧	在高壓緊急時刻很有用，對心靈的最深處的驚嚇給予靈性支持
靈魂之慰（蘭花花精）	滴瓶、糖球	黑暗時需要溫柔的撫慰與安心，有輕生念頭時可使用
天使保護傘（蘭花花精）	滴瓶、糖球 空間噴霧	給受困靈魂的撫慰，對應生命的價值，增加安全感
櫻桃樹花精 （非洲大樹花精）	滴瓶、 空間噴霧	平衡驚嚇、恐懼和創傷的花精，創造安全的自我療癒空間
為臨終過程中帶入光明 （富士山花精）	滴瓶	接受死亡，以平靜圓滿的心迅速朝向光明前進。解脫不再受肉體心靈之苦。接受所愛人們的愛與光明
性創傷 喜悅淨化（蘭花花精）	滴瓶	以白色以太之光重建女性海底輪的本性天真，幫助性受虐議題

花友問答 Q&A

Q1 如何使用不同花精？

【蘭花花精】製作者建議直接原液使用 15ml 滴瓶，按照瓶身標示滴數 2~9 滴，一天一次為原則。並無最多幾種的限制，初用者可先選擇 3 種為原則。一天內分早中晚分別使用為佳。
若由療癒師協助您選出花精，所需滴數與使用期間，請以療癒師的建議為主。
30ml 噴瓶可內外兼用。50ml 與 100ml 空間噴霧，因含精油請勿舌下使用，僅噴於身邊或空間中。

【富士山花精】製作者中沢あつ子老師，以二十多年巴哈花精教學的基礎，創作出日本文化獨特的富士山花精，並選用米醋與清酒作為保存。
10ml 單方滴瓶可選用 7 種內花精，搭配稀釋成複方瓶，也可與巴哈花精搭配。每次 1~2 滴，每天 4~5 次。30ml 複方可直接使用、稀釋於水杯中飲用。每次使用 4~5 滴。

【非洲大樹花精】承襲巴哈花精的製法與使用法：20ml 滴瓶可選用 7 種以內花精，可與巴哈花精搭配稀釋為複方瓶，放入 4 滴，每天使用 3 次各 4 滴。
30ml 空間噴霧瓶因含精油請勿舌下使用，僅噴於身邊或空間中。

【喜馬拉雅山花精、蘑菇精素】
15ml 滴瓶可用於舌下或滴於身體上，原液使用或稀釋 1 滴使用皆可以。
30ml 空間噴霧瓶因含精油請勿舌下使用，僅噴於身邊或空間中。

【雷光風水環境精素】
滴在手掌心，掃描全身體。噴在空間或四周。滴於土地或房間。用於日常清洗。透過光線。佩戴精素。空間風水調整。鏡板與獻供祭壇前。

Q2 不同品牌可否一起使用？同時可使用幾種？

【蘭花花精】製作者建議不論單方或複方，使用原液都是最佳的方式。若無療癒師的協助下，不建議與其他花精稀釋成複方瓶。與其他花精同天需使用時，您可隔開半小時以上的間隔，較能知道是哪一個花精的運作。

【富士山花精】、【非洲大樹花精】、【喜馬拉雅山花精】、【蘑菇精素】與【雷光風水環境精素】花精品牌製作者，皆可與巴哈花精或其他花精搭配成複方瓶，您可運用肌力或靈擺測試，或請療癒師協助選出來搭配。

Q3 如何挑出適合的花精？

【蘭花花精】可運用蘭花花卡或花語來自行選擇，或是採用靈擺、肌力測試與 O 環測試等方式。
我們也有提供專業的 TEK（療癒能量肌力測試檢測）的個案服務與課程訓練，請洽花精之友官網。

【富士山花精】台灣目前先引進複方。單方則需要經過富士山花精中心的認證療癒師、提供 EPP 靈擺與花精療程。歡迎來訊報名北部與中部的富士山個案服務。
【非洲大樹花精】、【喜馬拉雅山花精、蘑菇精素】、【雷光風水環境精素】您可運用直覺、花卡、花語，或是注意哪一瓶跳出來，感覺受到哪一個花精所吸引。
花精之友並提供南非藝術家手作「大樹靈擺」特定款，協助您挑出適合的花精。另外可以運用肌力測試與 O 環測試，也是選出適合花精的好方式。

Q4 使用後若有不舒服反應，該如何處理？（第二類反應、好轉反應、淨化反應）

【蘭花花精】使用後主要有兩種可能的不舒服反應：「第二類反應」與「陰影反應」。

＊第二類反應：蘭花花精可能快速帶出潛意識的議題。在當下或一天內出現不舒服時，您可再次使用同樣的花精與滴數，或是滴噴於不舒服的身體區域。

＊陰影反應：若不舒服反應維持多天，可考慮加用「陰影戰士（Shadow Warrior）」來停止陰影反應。仍有疑問時，歡迎來信討論您的使用經驗。

【富士山花精】中澤老師稱為淨化反應，代表過去記憶、負面情感、惡夢或是肉體面的反應，表示隱藏議題浮現出來了，但不會是長期的強烈狀態。您可改用自行搭配或特訂的氣場噴霧的外用法。也可選擇減少使用次數，不需勉強繼續使用，或是先暫停幾日之後再用。

【非洲大樹花精】、【喜馬拉雅山花精、蘑菇精素】

當有好轉反應時，您可減低使用頻率，或是稀釋水杯使用或外用法。非洲大樹的每個花精也有相對的「支持花精」，用來協助緩和不舒服的好轉反應。【雷光風水環境精素】請來信討論。

Q5 如何跟其他人解釋花精呢？

您可這樣解釋：花精是一種物理波動的植物製劑，製作方法在古老文獻都有記錄。在台灣也有許多心理師、中西醫師與療癒師都在使用並有了多年的正向回饋報告。

在文化面上可連結到鍊金術的研究、心理學上可看到不用揭露創傷細節仍可撫平情緒的經驗記錄。在物理學指出花精可幫助人類經絡系統中有波動變化的紀錄。在醫學上則有國內外的中西醫二十多年實驗指出花精可協助某些病徵減緩。或者，您可與對方分享您使用花精後的改變。或是邀請朋友到體驗工作室試用、參加體驗會。若朋友還是難以接受，就請用點花精、放下一定要說服對方的念頭，等待機緣合適。

Q6 若沒有顯著感受時，如何明白花精的作用呢？	若選到適合的花精，可能會是立即（原液使用）、三天至兩週內就會有感受、反應或事件回饋。若一直沒有感覺有幫助，就可能要另外挑選其他花精。建議您在使用後兩週可以練習覺察心理與面對事件的影響，您可運用 144 頁的「花精心得筆記」紀錄感受與情境的變化。
Q7 花精噴霧是否有使用的限制？	搭配成調配瓶時，不論滴瓶或噴霧瓶，多數品牌建議都以 7 瓶以內為主。若您是直接購買花精噴霧，外用與空間噴霧需要時皆可使用，並沒有一天次數的限制。
Q8 花精與純露在心理情緒上是否能相互替代？	純露和花精在心理情緒上的功效各有擅長，可併用互補。純露為植物蒸餾過程中的凝結的水分子組成，純露擁有親膚性極佳的有機酸及芳香分子，在芳香療法的運用中較需經稀釋使用的精油更為安全、廣泛，在質地上更為細緻輕盈，國內精油專家近年大力提倡使用純露也頗盛讚其效果。 芳香分子經由嗅吸後可立即調整使用者的身心狀況，香氣效應會讓使用者較"有感"，對於有立即情緒調整的需求、及對口服花精有疑慮的人群來說，純露可和花精併用噴灑於個人氣場上，不失為替代方案。（感謝台中泛蓋亞容爾店長協助回覆）

Q9 花精是否適用於感冒的時候？	花精通常不涉及疾病與治療，若身體不適初期是因為相關生命議題與淨化議題，仍可以使用花精的。請先需注意自身是否對保存液的酒（醋或海鹽）過敏。
Q10 花精如何用於皮膚上？	可以對應花精說明後，直接滴於皮膚上不適處，或是頭頂的頂輪、太陽穴、耳後、頸後、手腕等能量穴點。
Q11 花精會在空氣裡揮發掉？	若將花精瓶蓋打開，液體會自然逐漸發揮，讓花精能量散佈在空間中，這也是一種空間使用方式。
Q12 花精可否運用在植物、噴於其葉面上？	花精可以運用在動物與植物身上，滴瓶跟噴霧的形式皆可運用。
Q13 花精開封後如何保存？需要冷藏嗎？	開封後的能量保存請盡量兩年內使用，請放置在不受陽光照射的陰涼處，原液瓶的濃度足夠不需要冷藏。若是稀釋搭配成複方瓶，以台灣氣候環境敬請在一個月內用完。是否能夠冷藏，花精製作者們尚有不同意見。
Q14 搭飛機託運掃描會破壞花精的頻率嗎？	花精非同類療法製劑，目前尚未有 X 光會破壞頻率的報告。若希望能更安心使用，或歡迎洽詢特訂防電磁波防護袋。
Q15 在病房如何使用花精作為保護呢？	您可挑選淨化與防禦兼顧花精，例如：空間噴霧、滴入水氧機噴霧或擦澡，都是花友們曾分享過的好方法，也請注意不會干擾到同病房的其他人。

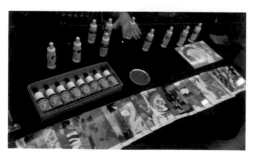

綜合花精體驗會

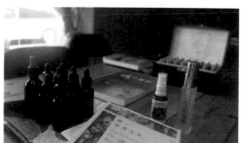

花精讀書會

LIVING TREE ORCHID ESSENCES
LTOE 蘭花花精

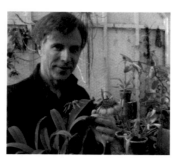

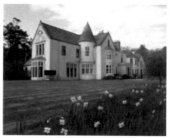

Don Dennis 與集亞島

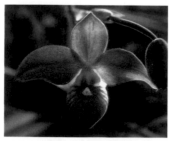

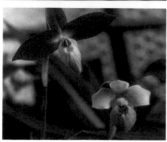

打開愛花精（Unveiling Affection）

蘭花花精創辦故事

「LTOE 蘭花花精」創辦於 1998 年，目前位於蘇格蘭的集亞島（Isle of Gigha），創辦人 Don Dennis 對蘭花的熱情首先受到阿拉斯加花精共同創辦人之一 Shabd-Sangeet Khalsa 的影響，他對 SSK 當時所製作的舞光蘭花花精的力量與深度感到很驚喜，他從未遇見這樣的花精，因此邀請 SSK 到英國教學，而後 Don 也迎接來生命中第一株拖鞋蘭 Phragmipedium hanne Popow。

不久之後，一位具備靈視能力老師 Peter Tadd 來拜訪 Don Dennis，Peter 看到這株拖鞋蘭，確認了這株蘭花與 Don 有心靈與感受的連結，以及感知到這株拖鞋蘭想要在晚上時刻被製作成花精。當晚他們就用 SSK 教過的製作方法，將水缽放在蘭花下方，等待蘭花的能量交付出來。隔天早晨，Peter 看到尚有許多光盤旋在水上，他們便加用澳洲花精師的方式，用水澆灌過蘭花與收集流水。於是，第一個 LTOE 蘭花花精「打開愛花精（Unveiling Affection）」因而問世。

蘭花花精製作

製作者 Don Dennis 堅持的幾個製作原則：
＊不剪下或傷害任何蘭花。
＊蘭花在溫室中生長，也在室內製作花精。
＊製作中減少人類能量影響，用來製作花精的空間，都會在物理與能量上經過淨化，製作期間不受人為干擾。人類只會在製作

開始時進入房間，協助擺放蘭花、缽和水，在完成後才再進入房間裝瓶。

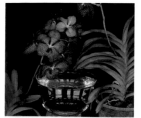

花精使用

＊建議使用原液。

＊15ml 滴瓶參考瓶身標示 3~9 滴數，每天 1~2 次，滴於舌下或滴入飲水杯。特殊用法請參考個別花語說明。

＊30ml 噴瓶建議局部外用噴 1~3 下。

＊50ml 或 100ml 含精油的花精噴霧瓶可噴於周遭空間。

＊也可將蘭花花精加入乳霜，或在浴缸中滴入 20 滴使用。

＊花精糖球為特製，請洽總代理商。

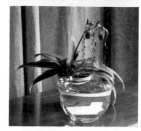

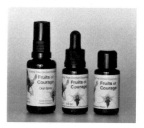

30ml 噴瓶、15ml 滴瓶與特製花精糖球

花卡使用

＊將花卡散開來，選擇最吸引自己注意的花卡。

＊輕輕將卡片一張看過一張，有固定的節奏，有如「視覺肌力測試」或一張張讓個案挑選。

＊運用靈擺來挑選卡片。

＊使用肌力測試來確認您所挑選出來的卡片。

＊您也可以使用 O 環或 TEK 肌力測試來選花。

＊每天就只是從盒子中挑出一張卡片。

使用花卡時可暫時感受到花精能量，您可將花卡放在脈輪位置並躺下幾秒鐘，蘭花能量會透過花卡傳遞過來。

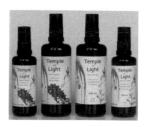

50ml 與 100ml 花精噴霧

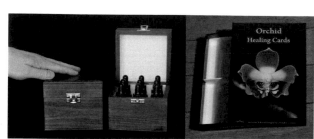

九格木盒組　　　　　蘭花花精花卡外盒　　　蘭花花精 158 張花卡

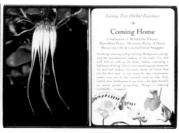

17

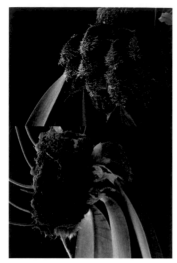

陰影戰士花精（Shadow Warrior）

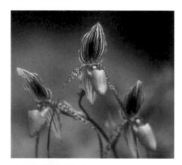

大地頻行花精（Walking to the Earth's Rhythm）

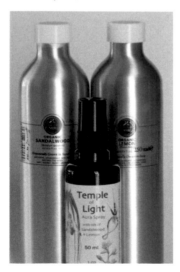

第二類反應

當人使用了適合的花精而感覺比較舒服時，我們稱之為「第一類反應」，而因為蘭花花精更常運作於潛意識，使用蘭花花精時可能會立即感覺到不舒服，這是因為蘭花花精將隱藏的議題帶到意識層面，我們稱為「第二類反應」。

若您關注到使用後身心有任何微小反應可視為「第二類反應」，此時只要同滴數與同種的花精再使用一次，就可解除隱藏議題浮現時的不適。有時候第二類反應是與過往或過去世有關，最好能在使用花精後，給自己一些安靜時間來注意蘭花花精的影響。

陰影面反應

人類心靈之中有著很特別強力的陰影，這樣的陰影會改變靈魂的旅程或影響肌力測試結果，療癒過程最開始需先認出這些陰影，停止陰影扭曲了花精療癒的效果。

對此，您可考慮運用陰影戰士花精（Shadow Warrior）可平衡陰影與光明，停止陰影負面作用並釐清內在視野，另外您也可以使用大地頻行花精（Walking to the Earth's Rhythm）來處理陰影影響。

選瓶與精油

LTOE 蘭花花精製作團隊研究過保存設備，得出最好將花精放置於深紫色（Miron）的玻璃瓶中，品管人員在 6 個月測試之後，發現深紫色玻璃瓶可提供蘭花花精更好的能量保護，鈷藍瓶卻有十倍以上的漏損率，因此決定全部汰換。

現在蘭花花精 50ml 與 100ml 精油花精噴霧瓶中所使用到的精油為英國認證 NHR 有機精油，但仍有 myrrh（沒藥）與 Rose Otto（奧圖玫瑰）等幾個例外。

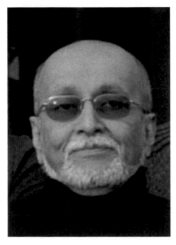

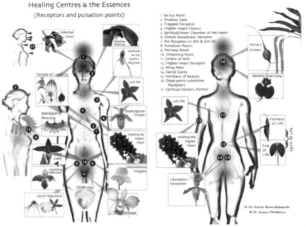

Healing Centres & the Essences
(Receptors and pulsation points)

英國同類療法醫師
Dr. Adrian Brito-babapulle

蘭花花精身體地圖

TEK 療癒能量肌力測試

TEK （Therapeutic Energy Kinesiology） 是倫敦同類療法醫師 Dr. Adrian Brito-babapulle 四十多年的研究並精細觀察身體能量系統所發展而成，運用到氣功、中醫、脈輪、能量閘口與觸發點等系統提煉添補到現在的模式。TEK 是一個完整的系統，讓療癒師幫助個案的能量回歸平衡，可適當檢測蘭花花精與能量體的運作效果，並確保提供給個案是正確的蘭花花精選項。

Dr. Adrian 與蘇格蘭蘭花花精中心合作將近二十年，純熟搭配蘭花花精與 TEK 療癒能量肌力測試學的運用，每年根據新製作花精進行品管與研究。

LTOE 蘭花花精台灣中心在 2015 年與 2017 年邀請 TEK 講師寺山順子，來到台灣舉辦相關課程，學習 TEK 讓許多療癒師朋友更清楚如何使用與選擇蘭花花精。

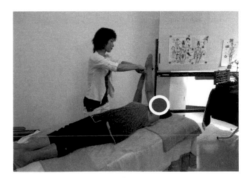

TEK 講師寺山順子來台交流課程

TEK 療癒能量肌力測試學與蘭花花精對照的基本主題選花，TEK 檢測與蘭花花精對應主題包括有：自我認同、自由度、照顧自己、等待、自責感與靈魂契約、宇宙能量連接、陰影影響、困住原型、骨盆能量、命門陰陽與父母議題、通暢表達、能量入口保護等 30 多個花精主題選項的檢測內容。

TEK 個案與課程報名請洽花精之友 fef@HealingOrchids.tw

蘭花花精運用檢測表

TEK 療癒能量肌力測試學
（Therapeutic Energy Kinesiology）

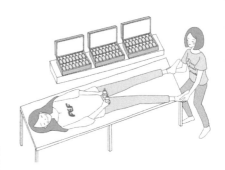

營養素檢查
鐵、維他命 E、鋅與硒、維他命 B 群、維他命 A & K、 鈣、維他命 D、鎂、微量礦物質、維他命 C、銅、電磁波（EMP 花精）、鉀

受測者：　　　　　　　受測日：

自我認同 Just Me Centre Renewal Just Center 自由度 Liberation / Deception	靈氣、外來影響 Coming Home 靈性使命 Redemption dream	照顧自己 Healing the Higher Heart Compassionate Heart 聽見宇宙聲音 Temple of Light（5）	等待與原型 Fruits of Love Voice of Courage Fruits of Courage Walking to the earth's Rhythm、 Element	陰影影響 Shadow Warrior Shadow Descent 陰影與夢點 Shiva Crown

骨盆區議題 DPS
Unconditional Snuggles 、Unveiling Affection 、Childs Play
Vital Core、Base Regulator、Core Release
Sacral Regulator、Source of Life 、Sacral Release
Moon Child、Unconditional Love、Love beyond Love

命門與父母
Fire of Life
Furnace of Life
Spirit of Life

第三眼檢查
Violacea
Veritas

喉輪表達
Necklace of
Beauty

骨盆區議題 DPS （三組用法）
基本三組合：Unconditional Snuggles、 Unveiling Affection、
　　　　　　Child's Play
愛的三組合：Heaven's Gate、 Moon Child、Love's Secret
天空三重奏：Crown of Serenity、Celestial Triangle、True
　　　　　　Connections
活力三組合：Vital Core、Vital Clarity、Vital Light
靈性三組合：Spirit Path1、Spirit Path 2、Spirit Path3

防禦與保護
Celestial Defender 、Defender
from the Dark、Defend & Protect 、
Defend, Protect & Purify 、Defender of
the Light、Defender of the Source 、
Shadow Defense、Soul Shield 、Vital
Defense、Silver Shadow、Shield of
Light

沒有明天孤獨點 Night Soul	入口五處檢測 眼之門 Light of my Eye	壓力點 七脈輪與七元素 Achord、 Earth、 Water、Air、Fire、 Crystal、Metal、 Wood	其他紀錄

蘭花花精列表

花名	學名 / 產地 / 複方搭配	花語
Active Serenity 活躍安穩	Serene Overview ,Angelic Canopy, Core of Being, Clearing the Way/Self Belief, Shiva's Trident	這個複方花精主要運作於「心智體中心」，對憂慮與疲累的狀態非常有效，可以融解禁錮在頭腦和 Alta 脈輪（位於後腦）的緊張，我們便能體驗到頭腦的舒壓之感。 也能幫助人更有批判性的思考和決策，最終是讓頂輪有清晰思維又能開啟活力十足的心智，極度適合在生命的過度期使用此花。
Achord 錨定 		Achord 是用一組特製的音叉製成的，七隻音叉與七個主要脈輪調成相同的音頻。這個精素可增強脈輪，並修正其內的干擾。拿來擴展脈輪冥想功效也很實用。如果有需要的話，錨定精素能修正脈輪的旋轉方向。此精素與蘭花花精結合使用最好，也已用於一些複方之內。 錨定精素是由蘭花花精品管醫師 Dr. Adrian Brito-Babapulle 所製作。
Air Element 風元素	*Paph. Lynleigh Koopowitz & Selenite* 芭菲爾鞋蘭、透石膏	風元素是一支振奮人心的精素，能夠「減輕負荷」。可以配合緊急紓緩花精（Immediate Relief）來使用，給靈魂帶來喜樂（先服用緊急紓緩花精，幾分鐘過後再喝「蘭花風元素」）。 若花友的狀況也顯示出需要使用「Wood Element 木元素」，「風元素」也可以當作是在五行循環之中非常好用的輔助型精素。
Andean Fire 安地斯之火	*Phragmipedium Andean Fire* 鬍拉密鞋蘭	此花之前的別稱為「重建勇氣與生命目的」，即使被身旁的痛苦所壓倒，即使面對著純然肉身上的危險與挑戰，此花能協助今生與前世遭受折磨或經歷大災難的受害者。這是處理我們苦難所致恐懼的重要花精，讓我們能夠體驗到何謂「基督的慈悲」。
Angelic Canopy 天使保護傘 	*Laeliocattleya Angel Love* 嘉德麗雅蘭	此花是受困靈魂的撫慰。倘若你只能選一個蘭花花精，「天使保護傘」在這樣危急的時刻功效顯著，當是考慮的首選。「天使保護傘」呵護悲慟、喪志與絕望的我們，舒緩面對威脅時，要「對抗還是逃跑」的緊繃，藉著調整我們對應生命的價值，增加我們的安全感，誠然「一切都會在恩典中達成」。此花也非常適用於空間淨化和清理水晶。
Amethyst 紫水晶		清理負面的能量，也是用在一些別的花精的增強劑。紫水晶有淨化與鎮靜的效果，幫助我們集中注意力，同時帶給我們達成目標所需的精力，尤其是與靈性上或照顧大自然相關的目標。

Base Regulator 調節根基 	*Bulbophyllum gracillimum* 豆蘭	這是很有力量並能在不同層面運作的花精，尤其對骨盆中心與頂輪具有深層的影響，可掌控過盛的性能量。
Behold the Silence 注視靜默 	*Comparetia macroplectron* 胃花蘭（哥倫比亞）	此花把我們引向一條通往宇宙存有的深處靜默之中的路徑，並邀請我們進入這段與未來的嶄新關係。這種深度的內在靜默，讓未來更處於當下，也讓已過的過去而不再執著，因此過往的行為或業力溶解了，留下的是不受阻礙的運行。滴入 4 滴在小水杯中，或滴入口中並含著約 15 秒，讓硬顎吸收並進入頂輪。此花對於冥想、靈視探索都很好，也適用於各種儀式，或在感應大自然的神聖時刻來使用。
Being in Grace 恩典之中 	*Ascocenda Princess Mikasa* 萬代蘭	這是一個有著巨大振動能量的紫色萬代蘭，花的顏色就是這個花精運行的核心。此花某種程度上能清理我們舊有情緒上的痛苦，這些苦楚會以身體不適或能量阻塞的方式呈現。療癒力量可進入到頭腦的情緒中心，也能釋放緊張。
Being in Time 時間之中 	*Phragmipedium Ainsworthii* 鬍拉密鞋蘭	身體進入三度時間之中，讓治療師與個案交流並處在下身的部位，這是非常重要的。此花以自然週期調合身體的以太週期，幫助那些不甘願完全投胎在「此時此地」的靈魂。當我們有太多事要做、或太少時間用的時候，此花可校準這股幫助我們管理時間的能量。此花也對時差很有用，不管旅行的路途與方向有多遙遠，都能使身體可立即協調，並且整合當地的時區。
Being Present 處在當下 	Walking to the Earth's Rhythm, Being in Time	幫助我們在各種環境之中處於當下。長途旅行後適用，可協助我們的身體上的每個部分與心智都一起「抵達」。也可幫助我們面對在談話與療癒情況之下的難題。
Boundless peace 無限平靜 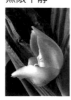	*Anguloa virginalis* 鬱金香蘭（秘魯）	請想像半透明的水母舞著觸手在水中游動，如同香檳色泡泡流到表面上，經驗這種浮力、自由和安樂的飄浮感。此花對減輕過多心力的工作而引起頭腦的壓力頗有效。還可以開啟我們的意識，讓我們做著活躍與豐富的夢。此花使空間的呈現感變得溫潤，讓邊界都很柔美。對需要平衡過度陽性氣質的男性也可使用。

Blue Angel 藍色天使 	*Vanda Gomalco's Blue Magic* 萬代蘭	這個美麗的花精可幫助我們重新與靈魂藍圖和靈性本源連結，這是很能夠反映我們本質的花精，就像從底部觀看的清澈藍色湖水，然後見到光線穿透至最深處，就像我們向上看到了自己的本源。 此花清除我們在低階脈輪所不想要的負面印記，讓心靈的通道開啟，把我們的注意力轉向靈魂遺忘的面向。這個過程會擾亂潛意識中的意識元素，偶而會引發盛怒，用來提醒靈魂在我們生命旅程中、那些被輕鬆遺忘或有所抵抗的義務，這種憤怒是必要的反應，最好不要干預，過幾天就會消除的。憤怒最終會為自身帶來與本源更親近的深層渴望，並履行靈魂在今生轉世的目標。 另請參考：回家花精（Coming Home）接受我們存在的確信感。清償之夢花精（Redemption Dream）收關於神聖契約的本性。濕婆之冠（Shiva's Crown）可幫助我們了解此身體的靈魂之旅。啟示（Revelation）協助人看到改變與生命之旅向前走。 藍色天使花精可喚起靈魂深處遺忘之處，讓人更向前。
Blue Bell 藍鐘 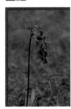	*Hyacinthoides non-scripta*	當藍鐘花在春天盛開的時候，在蘇格蘭當地的森林區、洋溢著其他時節可能都不會出現的強烈且溫柔的魔幻感。確實如此，此花精看似能夠有如閘口一般地作用，打開我們的感知，通往精靈與仙子的領域。此花也帶給我們心情上靜謐的喜悅與平和。 此花作用於第1、2、4脈輪，以在全身舒展開來的安寧，帶給我們整體上的祥和與輕盈之感，正如同我們立於數以千計的藍鐘花叢間，有著潔淨與變得輕盈自在的感覺。
Carnival 狂歡嘉年華 	*Laeliocattleya hybrid* 嘉德麗雅蘭混種（巴西）	這個蘭花有很動感與熱情的感受，花朵很巨大，花精的名稱應該用巴西口音來發音。這是給太用頭腦或過度與身體有距離的我們。此花幫助人回到家後與忙碌一天的壓力拉出距離，讓人們記得要越來越享受生命。
Celebration 慶典 	*Paphiopedilum sanderianum* 芭菲爾鞋蘭	當我們療癒了心靈隱藏起來的主要創傷，當我們設法解決那樣的骨盆區 DPS 狀態（dead-pelvis syndrome），還有古老與近來的心痛，一旦這些過去的重大創傷被療癒了，會怎麼樣呢？多數花精都是用於治療的負面狀態，是希望我們能夠「成就」、更健康或更完整有關。但若當我們的狀況已經療癒了，也超越了「成就或成為」的需求階段，並進入「存在」的特質。「慶典花精」看似與治療的情況無關，卻是邀請你經歷這種深層與強而有力的「存在」狀態。 Celebration 花精對於那些已經致力於療癒各種創傷的我們非常有用，不論他們用的是哪種療癒方法。這個蘭花代表的是十四年來我們製作花精的巔峰（而這個蘭花也同樣生長了十四年），這是非常有力量且美麗的花精，邀請我們去體驗心靈的深度。

Celestial Siren 天空美人鳥 	*Dendrobium lawesii* 石斛蘭	這個蘭花品種來自東南亞，它的生態引起我們注目－有著細長的假球莖從分枝垂下來，根支持著分枝，花朝著地面開，頂端纖細的花蜜細管（所謂的蜜腺）反過來朝向空中。 當我們使用這個花精時，幾乎都會出現了明顯的姿態上的變化：頭部向前傾，但有一種能量往回撤再穿越頭部的感覺，並從臉部劃一個弧形，再通過大腦，然後再退到後腦上方，。隨之是深刻與持久的寂靜存在之感。思想中的負面火焰被掐滅了，就像小蠟燭的燭光，有種高我召喚著我們靈魂去回溯靈魂最深以及最高潛力的氛圍，使我們抵達內在之美的涅槃，又能保持安穩、落地且安在核心。
Celestial Defender 天空防禦 	Defender from the Dark, Celestial Siren	Celestial Defender 花 精 是 Defender from the Dark 花精和 Celestial Siren 花精的組合。Celestial Siren 花精像是內在溫柔的召喚，要我們經驗神性。但是在深度冥想的經驗中，當投身超越之旅的時候，我們的核心可能會有保護不周的風險。這個複方一邊保護著、看守著我們，一邊讓在防護之下的空間之出現加強 Celestial Siren 花精的功效。從一個比較世俗的層面來看，使用這支複方，我們可能會有思緒被清理的感覺。 回饋心得：家人在加護病房時越來越不清醒，像少一個魂魄，還常常對著旁邊講話或揮手。在用了這個噴霧之後，家人從原本生氣、不讓人觸碰的情緒下，立刻穩定下來。看到轉變後，連病人自己都會每天提醒要帶蘭花花精過去醫院呢。
Celestial Triangle 天空三角 	*Scaphosepalum bicristatum* 碗萼蘭	從幾何學來看也許不曾有如此令我們喜愛的花了，植物的穗狀花序組成三角形。能量上，三角的序列對照到骨盆直到頭部直到上方，這個花精的安穩平靜與溫和淨化，帶來的心中的輕盈感。而且當這種運行流向大腦與頭部以上的時候，另一個幾何圖形便展開，就是所謂的花托。這是我們健康的氣場之基礎樣貌，而脈輪也是如此（花托在數學上被稱為甜甜圈形狀）。 Celestial Triangle 花精幫助我們發展能量，往頭頂之上流動的花托氣場，不過首先要讓花精照亮了心才行。先前我們有一位見證花友，她在使用這個花精冥想時看到了觀音顯形，觀音告訴她，這個蘭花的特質就是要帶來「新的意識」，這位花友接著問觀音，該如何面對卡在舊意識的我們呢？觀音簡單回應說「把愛送出去給他們，那麼新的意識與心念就會創造出新的氣息並流入我們。散播愛！」 Celestial Triangle 是天空三重奏（參考特殊用法 130頁）的第二個花精，此系列是依序使用 Crown of Serenity、Celestial Triangle 與 True Connection，這三個花精對人有重要影響。使用方法是：第一天使用 Crown of Serenity 花精，然後隔天使用 Celestial Triangle 花精，接著第三天用 True Connection 花精，每天使用一次，睡前或冥想都可以，並重覆這個過程 63 天或 21 天。

Centre Renewal 核心更新 	*Bulbophyllum carunculatum* 豆蘭	恢復生命的舞動，這是內在喜悅的行動，這個花精作用在很多層次：能量上可支持消化議題，也可療癒或發展第 3 脈輪的能量結構，並透過腹部的脈輪群幫助連結到大宇宙。
Child's Play 孩戲精素 		孩戲精素以輕鬆的專注力與行動替頭腦帶來沉靜之感，我們的心靈與理智會重新發現純然存在的喜悅。知道自己盡力了，而我們對未知或不解也無妨，本來就會這樣。「孩戲精素」幫助我們經歷宇宙巨大的神祕並完全臣服。 孩戲精素最早是由「光之心花精 Light Heart Essences」的創辦人－蘿絲‧提區納（Rose Titchiner）所製成。
Clarity of Spirit 心靈清晰 	*Phragmipedium Eumelia Arias* & Spectrolite / Labradorite 鬍拉密鞋蘭、光譜石	這是兩株混種蘭花與美好明亮的光譜石製成。這兩株蘭花在溫室裡長了幾個月，要擺在一塊她們的能量才能聚焦。在水缽裡，光譜石的出現能深深地強化蘭花們。「心靈清晰花精」能深刻且輕快地作用，以獨特的方式驅散來自靈魂的陰影能量。 這個花精的作用始於我們體內的第 4 脈輪，第 4 脈輪是被稱為能量中心群「下部反射系列」的一部份。「心靈清晰花精」在往上邁向第 3 脈輪之前，如大船下錨一般定在海底輪，卻不在此脈輪中作用。到了第 3 脈輪，花精能量會分裂為兩個漩渦，繞過心臟電磁場幫浦出來的能量環形圓紋曲面，揚升越過第 21 脈輪，朝向永恆，超越群星。 在那至高的時空裡，兩個漩渦再度融合變為一綹漩渦，降落於心輪。因為此花精帶來了心理與情緒上的清晰以及仍然連結我們更高自我的聚焦，所以直到心輪我們才首次感受到「心靈清晰花精」的作用。
Clarity of Connection 連結清晰 	Blue Angel, Spiral of Light, Achord	這個複方製成的緣由是要理解我們生理、能量、神性上連結的本性，以及加強這些潛在途徑，讓我們踏上靈魂旅程與進化的需求。 Dr. Adrian 對此複方該有的功效以及協助的認知為－在第 1 脈輪的層次，能夠繫住我們的「精神」，接下來藉由透過「頂輪」與「百會」還有「夢點」以上的空間所出現的兩道意識之流，再揚升至更高的意識和宇宙之中。「錨定精素 Achord」可以穩定所有脈輪，「藍色天使花精 Blue Angel」移除在「星空大門」內可能帶來的不當反應阻礙與渣滓。

II

LTOE 蘭花花精

C

Clearing & Releasing 清理與釋放 	Angelic Canopy, Releasing Karmic Patterns, Pushing Back the Night	有時候，我們必須處理深深禁錮於內且特別具挑戰性的能量。就是為了因應這種情況，不論是在某種空間或是氣場內，Clearing & Releasing 複方由此而生。此花精也同時是加強版的空間清理噴霧。即使我們面臨非常黑暗的能量，此花仍然能夠淨化辦公室或居家環境。此花精把解除疑慮的、正面的、強烈的光明帶入空間裡。若某人體內的能量需要淨化，例如他有任何藥物濫用的病史，便可以使用幾滴這個花精。 心得回饋： 體驗工作室的療癒師為我選出這瓶花精，使用後走沒兩步身體開始放鬆，感覺到身體和心理就像被護理長用棉棒消毒、嘩啦嘩啦地用碘酒或者雙氧水什麼的不停沖刷傷口，老練精準地刷過以前的傷痕。
Clear Mind 澄明心智 	*Aeranthes grandiflora* & aquamarine gemstone 擬風蘭（馬達加斯加）、綠寶石	淨化或安穩心智，提供認知跟省思的澄清，可緩和中腦的心智緊張，這是個讓「頭腦休息」的花精。想像一顆白色並晶潔的寶石的澄澈，想像無雲冷冽的沉靜冬夜，一輪圓月映照在平靜的湖面上。
Clearing The Way / Self Belief 清理道路 / 相信自己 	Phrag. Don Wimbur 鬍拉密鞋蘭	用來增強對自己內外靈性資源的信念，並提升朝計畫與目標邁進的能力。這是很美妙的讓我們「能夠勝任」的花精，這個花精幫助我們放鬆第 8 脈輪的緊張，這種緊張源自於太過於要求完美且要控制生命所有的事情。
Coming Home 回家 （如上圖）	Behold the Silence, Boundless Peace, Mercutio, Purity of Heart, Renewing Life, Unconditional Snuggles	這是撫慰人心、放鬆愉悅，並讓我們落地的複方花精，幫我們把能量帶進身體最根本的（第 1、2、3）脈輪還有心輪。此花精也傳達存有的輕鬆自在。清理第 1 與第 2 脈輪不再需要的印記，增加界的清晰度。在我們的研究中，首次發現這支複方進入了「靈氣」所使用的頻道。冥想後感到些微昏眼花的時候，適用此花精，能夠幫助我們溫柔落地。此花精帶給我們「啊……！」的感覺。 這個可愛的複方是參加島上 Dr. Adrian 課程的學生 Eizabeth Jones 與 Dr. Adrian 一同做出的。他們合作愉快、成果豐碩且益處優渥，配製得很成功。複方花精的效果不只是單純加乘各個單方的綜合而已，而是一個全新的療癒能量。
Compassionate Heart 慈悲之心 	*Doritaenopsis* Rong Guan Mary 朵麗蝶蘭	Compassionate Heart 花精可填補 Healing the Higher Heart 和 Wisdom of Compassion 兩個花精之間的缺口，帶著我們直接經歷內心，進入更深層對所有生物的慈悲，喚醒內在的療癒者。

Core of Being 安在核心 	*Nanodes medusae* （厄瓜多爾）	這是很重要、用來重新校對我們靈性主軸的花精，這個花精進入我們的因果體，因果體是「靈性白光」，展現在核心軸線上，是個直徑很小的一束光，流動的方向與脊椎平行，並且就剛好位在脊椎之前。 因果體是脈輪系統的根源，以溫和且深層地運作方式，這個花精幫忙校正我們與更高脈輪一致。更高的脈輪組成因果體的光之軸，創造周邊因果體與天體的氣場層。因此以太體、星體與理性體也能非常和諧共處。
Core Release 釋放核心 	*Bulbophyllum gracillimum* 豆蘭	這株蘭花做成兩種相關又明顯不同的花精，Base Regulator 花精是用到花還隱藏在暗紅色花瓣時候的生殖部位做的（照片中的白色和黃色元素），而 Core Release 則是在開花周期的 18 小時之後做成的。 兩個花精的能量差別是很大的，Core Release 對骨盆區的振動會有重大的影響，但不會抑制性衝動的生命力。Core Release 花精可增強性核心的敏感度，同時也保護整個骨盆區的元素，這是此花精非常不尋常的特質，也是我們在其他花精上碰不到的。Core Release 花精透過第 3 脈輪和 Ajana 中心來運作，帶來成事的動力，讓我們得心應手。不只如此，此花精更能提高直覺力。
Crown of Consciousness 意識之冠 	*Masdevallia reginae* 三尖瓣蘭（厄瓜多爾）	讓整個頂輪有完整經驗，這是個「極度重要的花精」，此花希望迎接你回到「記錄大廳」之中。這是一個內在的空間，我們能夠在這裡找到活生生的上帝之語，創造的智慧，臣服於內外在的「超越」。有耐心地學習適應去接近神秘之心，這是意識之光，也是聖殿中的聖殿。
Crown of Serenity 寧靜之冠 	*Bulbophyllum eberhardtii* 豆蘭	安穩且清楚我們的意向，這個花精邀請我們進入更高的內在能量之校正，並減輕卡在第 8 脈輪的壓力，釋放過度專注的心智能量。這個花精對已經熟知使用其他蘭花花精的人們有最大的好處。 服用此花後重要的影響首先是在睡眠上，Crown of Serenity 能舒緩緊繃，讓我們有更深層的夢境階段或是無夢睡眠。特別的是，這個花精能幫助我們讀書學習，或更深層地協助我們的靈性進化，轉化精細的身體上的能量型態，讓更高的能量可被展現。 回饋心得：轉換了過去卡住的結，鬆綁能量的流動並感覺到自身回到穩定的狀態。觀察到能量上的流動與改變，人變得穩定，心緒也穩定下來，慢慢的可以讓自己進入往前推進論文與生命狀態的實際工作能量與狀態裡。

II

LTOE 蘭花花精

C

Crystal Element 水晶元素 	*Phragmepedium besseae flavum* & Citrine 鬍拉密鞋蘭、黃水晶	讓人願意接受來自心靈的慷慨與豐盛,加強太陽神經叢(第 3 脈輪)。
Defender from the Dark 防禦黑暗 	*Pleurothallis phalangifera* 擬肋蘭	為了回應感知到這股全球性的挑戰能量,這個蘭花在 2010 年的 10 月初呼喚我們,要求被製成花精,植物學名的第二部分 *Pleurothallis phalangifera* 表示「方正軸」,代表著這個蘭花的穗花狀,好似帶著一小群密集陣排的士兵。某晚,Don 對此花有重覆的夢境裡,幾百個精靈肩上扛著弓箭並整頓好要戰鬥,真的就像這個蘭花的外觀,也讓人回想到托爾金(Tolkien)魔戒小説中的意象。 這個蘭花的意義是,當了解黑暗,那就不是黑暗,而納入深度的慈愛,卻不會天真地被黑暗力量有時候擺出的架式所威脅。美式足球的格言常這樣説到,「最佳的防衛是好的進攻」。這個花精以反抗不良意圖的決心,提供我們面對高層次黑暗能量的淨化與保護。 這個花精的另一個特別之處,是在製作時我們馬上就清楚知道這個花精清楚表示想要與其他花精配合,而不只以「一招萬用」的單方來處理所有面向,這個花精想要在防禦複方(Defender combination)中有個防禦保護系列,讓所需此花的人們,可以好好調整到所需的最佳保護狀態。
Defend & Protect 防衛與保護 	Defender from the Dark, Protective Presence	Defender from the Dark 花精 與 Protective Presence 花精之間有頗高的同質性。兩朵蘭花都展現出強烈的專注,可避開惡意的影響。當我們要面對外在的負面的人、事、物的時候,這是一個強而有力的複方,能夠給予我們的靈性鎧甲般的保護。此花精協助我們重新為自己的決斷力補充能量,伴隨著對自身真正的價值有更深意識,並能夠在生命崎嶇的道路上邁進。 Protective Presence 花精最鮮明的特質,跟悠久且象徵意味濃厚的中國歷代守護聖靈與西藏繪畫中的「怒目金剛」的共同特色,Defender from the Dark 花精能讓上述的能量可以臻至完美且發揮功效。
Defend Protect & Purify 防衛、保護與淨化 	Joyous Purification, Defender from the Dark, Protective Presence	此複方可幫助我們淨化已經附著在星光體上面低層次的人、事、物,特別是從 2010 年 8 月之後這段 Defender from the Dark 花精製造出來的期間。此花精可局部地噴用,也可以舌下使用。

Defender of the Light 光之防禦 	Defender from the Dark, Violacea Veritas	Defender of the Light 花精是 Defender from the Dark 花精和 Violacea Vertias 花精的綜合複方。Violacea Vertias 花精對於增加第三眼強大的影響力與擴張十分有用，但是這很可能讓個案暴露於干擾心靈的負面能量的刺探之下。這個複方可以讓 VIolacea Veritas 在某種保護傘之下運作，促使來自花精的轉化經驗出現。使用此花精，我們很可能會注意到第三眼明顯地覺醒與強烈的轉變之感。
Defender of the Source 本源防禦 	Defender from the Dark, Source of Life	Defender of the Source 花精是 Defender form the Dark 花精和 Source of Life 花精的綜合複方。後者是很有深度的花精，可喚醒第 2 脈輪之美，幫助我們表達自己真正性能量的本性。但是性能量有其黑暗的一面，而 Source of Life 花精受益於與 Defender from the Dark 花精合為一體，能守護神聖薦骨的區塊，以對抗黑暗能量的介入。這個複方有如通往靈魂大門的守衛。
Direct Vision 直接靈視 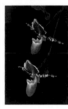	*Paphiopedilum liemianum* 芭菲爾鞋蘭（爪哇）	帶來潛在性威力十足的第三眼經驗，對靈視探索很有用。這跟製造 New Vitality 用的是同一朵花，但是這朵花早開了六個月，且花朵都開成同一排方向，能提供有力的能量強度。請小心使用這個花精，可用於冥想的練習。
Double Espresso 濃咖啡 	New Vitality, Unicorn（Invincible Force），Clearing the Way/Self Belief, Shiva's Trident	此花精適用於需要給我們的能量推一把的時候，就像一杯很濃的爪哇咖啡，不能每天用或經常用。但是可用在急需外加能量的緊要關頭。

Dragon Fire 龍之火 	*Phragmipedium China Dragon* 鬍拉密鞋蘭	龍之火花精帶給我們勇氣以及擁抱生命中靈魂轉化的能量之精力。此花精與安地斯之火（Andean Fire）有所關聯，安地斯之火主要的作用在於治療，特別是在療癒遠古的創傷層面，而龍之火從另一方面來看則是一種「增強劑」，而非主攻治療用途。 換句話說，使用龍之火不該是為了療癒過往的創傷，而是為了把身心健全的花友帶到他們靈性旅程的另一個階段；也為了讓他們能夠擁有熱火與勇氣，可以從靈魂內在引發出深層的改變。龍之火是用「中國龍鬍拉密鞋蘭」及其他寶石所製成。 我們的「中國龍鬍拉密鞋蘭」持續開花 99 天，真是特殊萬分。龍之火花精是在開花第 77 天配上火蛋白石以及薔薇輝石所製成的。這兩個寶石幫助蘭花把純然的力量帶入札根落地而安全的表達方式之中。
Dragon Mask 龍面具 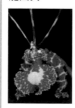	*Psychopsis Kalihi* 蛾形文心蘭	龍面具花精會運作在喉輪、頂輪，然後運作在幾個身體上方：9, 14,19, 21, 27 脈輪。 花形顯示出似龍的面向，特別像是遠東的雕刻，曾經有回饋說明證明在冥想中看到白龍連接著星球與宇宙。（這些意象表達的是更高脈輪層次的運作）。龍面具花精的視野，讓人能夠從更高層次的心靈與靈魂來了解，帶來自由同時又是安靜的喜悅。 龍面具花精與新的 Metal 金屬元素蘭花花精屬於一對。您可系列運用：先用龍面具，15~20 分鐘後使用金屬元素，這樣的用法幫助人建構更高脈輪，而金屬元素可幫助「落地」。
Earth Element 土元素 	Bulbo. *spiesii*, Aquamarine, and South Downs Chalk 豆蘭、海水藍寶、白堊岩	土元素幫助我們在深層的冥想後更加札根落地。此花精可以與「核心更新 Centre Renewal」一起使用，把穩定性帶入我們的核心。若花友在他們的生活中正常的生理時鐘失調的話，便需要使用此精素。 「蘭花土元素」也可以滋養五行中的土向能量。 「蘭花土元素」是與 Bulbo. *Spiesii* 蘭花母酊、海藍寶石、英格蘭南方丘陵白堊岩一同作成的。
Emerald 綠寶石 		綠寶石有著如此清澈和美妙的能量，所以我們決定單獨製作成花精。 此花精能喚醒、點亮並淨化心靈，打開我們更高層的能量，清理眉心輪與頂輪；刺激心智和記憶，發展洞察力和反照；不只是喚醒也安穩心輪，此花精可培養和諧與專注的心智。
Energy Matrix Protection 能量母體保護 	Light of My Eye; Core Release; Moon Child; Wisdom of Compassion and Narnia Sphagnum Moss	這個複方的製作是要回應日本 2011 年地震和海嘯後令人擔憂的情況。主要協助目標是在細胞的層面上，能夠創建體內健康的能量母體之保護與支持，也會對現代的各種電磁波污染有所助益。

Eye of the Tiger 老虎之眼 	*Scaphosepalum anchoriferum* 碗萼蘭	這是有強烈能量的陽性花精,可能由兩種不同的方式經驗到其中的箇中滋味。一是會帶來力量與強烈的專注於太陽神經叢、心輪與 Ajana 中心,或另一種帶來喜悅跟樂觀的經驗。無論是哪一種,此花都會帶來心的堅韌,並且更新每天的目標。 Eye of the Tiger 花精激勵我們去面對身體脈輪隱藏的議題,也激勵我們面對同樣來自外部的挑戰,花精的運作就會進入到更高脈輪的領域。
Fire Element 火元素 	Bulbo. *saltatorium*, Fire Opal & Rhodonite 豆蘭、火蛋白石、薔薇輝石	火元素是一支既美好又有力量的清理型精素,對於移除業力的印記及渣滓非常實用。在其他移除業力的努力皆不足的情況下方可使用此精素。「火元素」也可以滋養五行中的火向能量。用過此精素後,花友也許可以考慮接著服用「Dragon Fire 龍之火」花精。
Fire of Life 生命之火 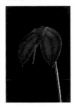	*Masdevallia ignea x scabrilingue* 三尖瓣蘭 (秘魯、厄瓜多爾)	Fire of Life 花精是另一個 Furnace of Life 花精的陽性互補品,這種陽性力量可幫助最高宇宙能量化身進入意識之中,讓能量流動於我們的中心。 Fire of Life 花精提供靈魂之旅的勇氣和目標,此花是陽性能量與 Furnace of life 花精的陰性能量的對比。觀察這朵蘭花盛開時的模樣時,很顯然地,那些感到壓抑與壓迫、或無法表達自己的人們,就會受到 Fire of Life 強烈的吸引。 Fire of Life 花精可吸入新生命,進入衰弱的命門穴火焰中,因此可增強個體做決定的意志力,與最高的宇宙目標更緊密地相連,並提供恢復生機的機會,去完成個體最深的靈性使命。
Furnace of Life 生命之爐 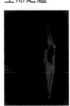	*Masdevallia veitchiana* 三尖瓣蘭 (秘魯、厄瓜多爾)	中醫裡雙腎之間的穴位稱為命門穴,這個點是很重要的「入口」,是注入各種生理上的二元性,能支持生命並點燃進化的過程。 如果我們無法接受生命是創造德性的機會,或是削弱能量的意義、並歸咎給生命挑戰和痛苦境遇。那麼一來命門之火就會大量減少,而生命也不會被更高宇宙目標所導引,而只是臣服於自我驅動的信念。 命門穴的抑制,會導致細微能量系統的二元性更為極端,轉而製造出更多身體與心靈的痛苦挑戰。 Furnace of Life 花精幫助我們清理此人視野鏡頭的迷濛,讓真理在任何情境裡能輕鬆地展現出來。 Furnace of Life 花精是陰性能量,目的是要神性之光進入意識裡顯化出來,讓我們能夠覺察到我們的宇宙目標。對於陰性特質遭受威脅與壓抑的我們,最好頭幾天先使用 Necklace of Beauty 花精,這樣 Furnace of Life 花精就能更加準備好進入脈輪的系統。

Fruits of Love 愛的果實 	*Dendrobium alexandrae* 石斛蘭	這個蘭花在花苞發展期就有很不同的特質，花苞看起來像是完全成熟了但仍會闔上好幾周之後才終於開花，這是期望的神情，就像孕婦一樣。花朵朝地面綻放，有溫和細緻的香味。*Dendrobium alexandrae* 蘭花生長於新幾內亞低地森林裡最高的樹幹上面，比多數的蘭花耐得住更多的日照。 此花精可強烈影響海底輪和第 2 脈輪，也會影響到心輪，並可抵達頂輪與其上方。這是「概念型」的花精，適用懷孕滋養階段，照明生產過程的花精。此花以讚揚的方式向與 purity of Soul 花精一同運作，可幫助與生產相關的第 2 脈輪清理更深層的能量通道。此花帶來更高層次的光，那些光來自靈魂支幹的頂端，因此我們可以完全具體化自己的最高潛能。
Fruits of Courage 勇氣果實 	Fruits of Love, Voice of Courage	這個複方幫助我們發揮靈魂最深刻的潛力勇氣，可活化一系列軀幹部位的能量點，這些能量點滋養並增強星光體／心靈的相關區塊，進而促進星光體的心靈力量。此花精在心輪、眉心輪、第 3 脈輪的核心、以及第 2 脈輪的根基皆有作用，並且會帶來力量與靜謐的尊貴之感。此花精引導第 2 脈輪的氣往上走，把氣的熱情和力量帶入心輪，並增加第 6 脈輪的洞察力。
Gentle Geisha 文雅藝伎 	Behold the Silence, Purity of Heart, Boundless Peace	此花精能量上與 Double Espresso 花精幾乎是相反的。這個複方非常適合在一日將盡的時刻放鬆時，幫助我們過度活躍的思緒鎮靜下來；非常溫柔、優雅地帶領我們回到自己的身體。想像將自己的頭埋入柔軟的絲質墊子裡，並瞭解把對各種責任的顧慮與必須的擔憂放一旁是完全妥當的！當你以喝杯茶來舒壓時，請允許這個花精的能量撫慰並滋養自己。
Gentle Sleep 溫柔好眠 	Behold the Silence, Purity of Heart, Boundless Peace, Rhod, griffithianum	Gentle Sleep 花精是 Gentle Geisha 花精的加強版。加入在集亞島 Achamore 花園所製作、非蘭花的白色杜鵑花花精，製出了深層的穩定人心、舒壓放鬆、靜謐平和的花精。如今在英國，睡不好已成了大多人的問題，用此複方可幫助我們有更深層與放鬆的睡眠。
Golden Radiance 金黃煥發 	*Phragmipedium St. Ouen* 鬍拉密鞋蘭	對自己內之光散播的覺察，就像「實在的落地」，金黃散播榮耀著靈性道路。這個花精打開喉輪，並且連結內在智慧源頭，展現出內在心輪殿堂中的金色之光，當內在殿堂開啟，這個「光」就能提升到喉輪。這個花精非藥用，而是用於發展每天的靈性視野，也是最普用的花精。

Guardian of the Inner Journey 內在旅程的守護者 	Paph. *Helvetia* 芭菲爾鞋蘭	此花帶來勇氣，讓我們看到阻礙靈性道路進步的陰影和恐懼，這是有很深沉思考能量的花精，可增強冥想練習。與 Walking to the Earth's Rhythm 花精在能量上搭配、使用於冥想後最好不過。
Gold 24K 黃金精素 		黃金象徵靈性層次的純粹，代表與所有存有本源的連結，這個能量促進我們的美麗由內在向外而發，就像在內在之旅。這個 24K 黃金精素是來自古埃及生命之符安卡（Ankh），陰陽神性皆在其中可平衡我們的能量體，讓心輪有強烈感受，加入蘭花花精中有錨定作用。
Happy Relief 快樂解脫 	Angelic Canopy, Core of Being, Clearing the Way/Self Belief, Shiva's Trident	這個複方帶來快樂、溫和仍強力的生命力，但不是太強烈的活力。此花精擁有令人靜靜喜悅同時清理心智/情緒的緊張和壓力的驚人效果。中醫裡百會穴的開啟，讓頭腦有向上提升之感。百會穴在頂輪之後，只有兩指寬的距離。在中國傳統裡，百會穴是重要的針灸經絡。此花精在挑戰很大的情況之下，能夠緩和我們的痛苦。
Hara to Heart 推腹至心 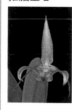	*Bulbophyllum lobbii* 豆蘭（東南亞）	此花對不願投胎化為肉身的我們很有幫助，能將能量往下帶到第 2 脈輪，再往上穿過太陽神經叢進入心輪，幫助我們消除對衝的情緒之結，並具體化這一生的目的。這個花精注入鑽石般的光圈，顯示出更高脈輪的運作。請注意在 10 分鐘內使用此花精 2~3 次，會有最好的效果，然後等到 1~3 天後再重複使用或只要使用一次即可。
Healing the Hidden 療癒所藏 	Andean Fire, Angelic Canopy, Liberation/ Deception	Heyoka 是北美原住民的傳說裡與一切唱反調的弄臣之神；或是在古代英格蘭，莎翁筆下那些大智若愚的角色。真正的靈性能量不是架構好的，而是以顛倒或退後的勢態來清理氣場。更多的內在空間，可以把隨性的身體放回原位。在能量的層面上來說，此花精先是在外層的氣場作用，然後來到內在核心，接著再往頭部走。如果你在流淚，此花精會減緩你的悲慟；如果你隱藏眼淚，此花精也會提醒你仍帶著痛苦跟悲傷－到底為什麼緊抓著不放呢？

Healing the Higher Heart 療癒更高之心 	*Vascostylis Roll on Red* 百代蘭	Healing the Higher heart 是沒有登錄品種的混種蘭花，相傳是來自 *Vascostylis Crownfox Red Ge*、*Ascda. Yip Sum Wah* 或 *Ascda. Peggy Foo* 蘭花混種。 這個蘭花製作出兩個花精，一個是蘭花本身製作的 Spirit of the Higher Heart 花精，還有就是加入 24K 黃金以增強能量運作的此花精。更高心脈輪是淺青綠色，主要功用是釋放心輪的情緒阻塞（不是業力就是近期所造成的），這個花精以心的靈性殿堂為中心，並札根於第 3 脈輪與海底輪，然後進到更高心輪來進行療癒。
Heart of Light 光之心 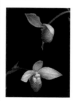	*Phragmipedium Grouville* 鬍拉密鞋蘭	Heart of Light 花精給我們情感的自由，特別讓我們的情緒體重新出發，離開過往防衛舊模式，進入與宇宙連結，體驗無止盡的能量流動。此花可快速讓我們放下心中的情緒武裝，開闊胸腔，讓心輪能夠延伸並重新連結氣場的核心軸。接著第 12 脈輪會喚醒我們的記憶，那是我們獨特靈性開端進入時空的延續裡，然後第 15 脈輪也會打開到「宇宙秩序」之處，那是神聖幾何的起源。 「更高勇氣花精」特別選在白天製作，而同樣品種的 Phrag. Besseae 暗紅色美洲鬍拉密鞋蘭，也曾經製作成「Vital Core 活力核心花精」，選在晚上製作，來幫助療癒並清除第 2 脈輪的陰影面向，加上「Vital Clarity 活力清晰花精」與「Vital Light 活力之光花精可」組成活力三組合。
Heaven's Gate 天堂門 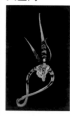	*Brassia Rex* 蜘蛛蘭	當我們啟程找到內在神秘之堡的入口時，保衛愛的交流。這是唯一可運用於六個主要區塊的蘭花花精，包括有：身體、性、心、心智、保護與靈性的層面。當每個方面的支配都完成的時候，內在神殿就圓滿了，靈魂在愛裡面移動，通往我們終極的靈性合一。
Higher Courage 更高勇氣 	*Phragmipedium besseae* 鬍拉密鞋蘭 （秘魯）	這個花精能夠治癒心輪並且打開心輪，因此能夠恢復我們原生的力量和勇氣，能量上可以與「Andean Fire 安地斯之火花精」一同使用。 若是要解決前世創傷時，您可以頭幾天先使用「Andean Fire 安地斯之火花精」，接下來再服用「更高勇氣花精」。「更高勇氣花精」會把療癒帶到氣場結構的更高層次。「更高勇氣」的作用延伸至第 7、9、11、12、14、15、16、18、19、**20**、**21**、**22**、23、26、27、28、**29** 脈輪（尤其是黑粗體字脈輪，在花精品管測試結果中有非常強烈反應）。 經年累月下來，蘭花花精製作團隊發現蘭花花精製作時間的日 / 夜、光亮 / 黑暗的主題都有關連，舉例來説：「Shadow Warrior 陰影戰士花精」是夜間製成的花精，且要在黃昏開始製作，還不可晚於日暮時分。

Hive of Heaven 天堂巢 	*Bulbophyllum saltatorium* 豆蘭	這個蘭花是非常迷你的豆蘭，來自非洲中部，呈現蜜蜂進入蜂巢的形狀。這是絕對陽性的花精，作用開始於頭部，就像光進入並延伸到腦的不同部位，移動中繼續延伸和清理；接著往下移動到頸部（經過喉輪），延伸進入胸腔和心輪，有點像瓶刷般清理一切，心輪帶著更新的氛圍而開啟。當此花更加往下邁入第 1 和第 2 脈輪，也可以帶來心之所向的氣息。生命力被激發而喚起，無法分離連結心的渴望。
Immediate Relief 緊急舒緩 	Blue Angel, Celestial Triangle, Centre Renewal, Fruits of Love, Night Soul, Silver Ghost, Voice of Courage and White Beauty	這個複方結合了八種蘭花花精，Immediate Relief 複方在高度壓力的時刻與緊急狀況之下很有用。此花精能處理心靈最深處的驚恐，並給予靈性上的支持。在創傷或一般壓力極大的情況之下，我們很可能會失去與靈魂或精神上更高層面的連結。這個複方能夠解緩驚嚇，讓我們與內在最崇高的靈性校正重新連結。
Inner Peace 內在平靜 	*Dendrobium eximium* 石斛蘭	此花為我們準備好經驗真正的平靜，這感覺也是抵達最高靈性旅程階段的我們所熟知的——「這種平靜超越所有的理解」。這個蘭花對我們來說是非凡無比的禮物，可被視為新的能量群組，也許是蘭花們最終極的天賦展現。此花精是與 *Dendrobium eximium* 與幽靈水晶一同製成。
Internal Cleansing 內部清理 	*Bulbophyllum echinolabium* 豆蘭（婆羅洲）	這個花精完全是關於身體的內部清理，此花實實在在地不停工作毫不花俏，協助清理以太體的殘留 — 一小包一小包的剩餘物。
Joyous Purification 喜悅淨化 	*Jumellea major* 裘美蕾蘭 / 風蘭（馬達加斯加）	此花淨化男性與女性的海底輪，讓男性開始了解性的純潔與天真。儘管我們通常以為淨化是痛苦或是艱辛的過程，但這個花精的運作結果卻會是一種喜悅的經驗。此花透過在白色以太之光自然的揚升中，重建女性海底輪的本性天真，進而幫助性受虐的議題。這個光的運作很有效率也大有成果，讓我們可以療癒處理一直以來卡在海底輪中的潛意識。
Just Me 就是我 	*Cochlioda noezliana* 殼唇蘭（秘魯）	慶賀自己獨特的個性吧！不要被人們的投射和期待所影響！接受自己的限制、別把限制視為負面的自我認同，而是把限制當成我們在一生旅途中的成長。這個世界需要更多有個性的我們，這個花精對感覺沒有被愛過與不被愛的孩童效果很好。 療癒師心得回饋：個案有情緒表達障礙，在成長過程中不被愛，還貼上壞小孩的標籤但外看似冷漠。使用之後，他開始把心敞開，慢慢能夠情緒說出來。整個人變得柔軟流動許多，不再像以前那樣生硬。

35

Just Center 就是核心 	Just Me, Centre Renewal	Just Center 的誕生是為了在厄運與強大的星宿命盤的影響，侵擾到我們福祉時提供協助。Just Center 讓我們意識到內在的自我價值感，從而幫助我們不只是被動承受外在負面的影響。就像一把撐起來屏蔽「星盤之雨」的傘，此花精在多元的層面作用，協助我們更優雅地處裡看不見的影響。
Karmic Calm 業力鎮靜 	Celebration, Pushing Back The Night, Secret Wisdom, True Connections	這個複方可釋放禁錮在靈魂裡過往能量騷亂的印記。這些印記阻礙我們在生命旅程中向前進展。通常我們可能無法有意識地覺察到這些印記會影響身體與情緒上的病徵。因為這些病徵都因禁在心靈深處，所以通常無法靠一般例行的療程解決。 如果我們感覺到也許業力的「骷體」在心靈之櫃中嘎嘎作響，還有情緒上的挑戰隨之出現，此時 Karmic Calm 花精多半能夠幫上忙。
Knight's Cloak 騎士斗篷 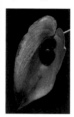	*Pleurothallis gargantua* 肋柄蘭（厄瓜多爾）	在黑暗的時刻，要謹慎遮蓋內在之光，以避免引起負面力量的注意，這樣便可以讓我們好好地帶著內在真理的知識。這個花精提供防衛功能，讓我們保持隱蔽免於可能的威脅，並帶來一種隱形與無敵力量之感。
Knowing 了解 	Crown of Consciousness, Hive of Heaven, Amethyst, and Phantom Quartz	特別可幫助各種年齡的學生，在讀書時幫助吸收、打開心靈的通道來接收並儲存訊息。Knowing 花精最好是每天早上時使用，傍晚使用 Memory Enhancer 複方，這樣理想的搭配可互相支持。更深層的理解是對靈魂本性的更深領會，特別是複方中有 Crown of Consciousness，這是深層智慧與理解的花精。此複方帶來類似 Necklace of Beauty 花精所能帶來的能量轉變。 心得回饋：本身邏輯能力比較差，數理的成績始終沒有起色。使用花精後的改變是，默默分析文章結構發現解答不謀而合，很快能理解題目的雙關與暗喻。理科的理解力也提升與貫通，不用死記就能輕鬆推導出結果。
Kuan Yin Fluorite 觀音螢石 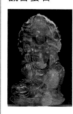		從第 3 脈輪一直往上作用於心臟與頭部，還進一步到更高第 21 脈輪。此花精有淨化與更新的作用。助我們平衡陰陽能量的調和。此精素具有螢石治癒的特質，同時也包含由觀音菩薩所激發的慈悲心，與神聖的陰性能量之連結。 觀音菩薩的雕像已立在蘭花花精旁幾年了，直到 2014 年才才指名要被製成精素。特別需要觀音菩薩精細的能量來完成 Vital Light 花精。

Laughing Butterflies 微笑蝴蝶 	*Laelia anceps* 蕾麗雅蘭（墨西哥）	這個花精是喜悅、寬大且充滿彌勒佛的笑容，讓你放下困難，並可以輕鬆且平穩地轉身離開。這個花對容易過於嚴肅看待自己或卡在緒緒裡的我們效果很好。Laughing butterflies 花精有如兩位舞伴和諧舞進太陽神經叢，也會影響眉心輪與喉輪，也能影響雙眼。
Liberation/ Deception 解放／欺瞞 	*Paphiopedilum gratixianum* 芭菲爾鞋蘭（越南）	我們如何藉以投射出想要的但卻不是真正需要的事來愚弄自己？什麼是真正的解放？在政治性的表達裡能找到解放嗎？靠吸毒？還是催眠舞蹈？在內心的旅程中，我們如何欺騙自己是在尋求自由？我們在哪裡能找到如佛陀般的安坐？ 這個花精運作於兩個主要層次，在明顯的層次上、能提供忍耐與向上的力量，並幫助淨化、增強與保護氣場。也可以協助開啟新的冒險。在更內心或細微的層次，此花是關於認可並接納內在的美好，並發展所需的洞察力，揭開我們以自由之名來欺騙自己之事。
Life Direction （Lanata） 生命方向 	*Scaphosepalum swertifolium* 碗萼蘭（中美洲）	想像弓弦的圖形，以確立箭頭飛行的方向。誠如在我們的生命中，目標和人生方向會在往後退一步，深掘自己的時候才能達成。當手拉回，然後與心臟、胸膛的中心點接觸時，處於核心能確保我們全力以赴。此花能活化心輪和喉輪。
Life Cycle Renewal 更新生命循環 	Silver Ghost, Centre Renewal, Fruits of Love and Blue Angel	這是一個專為女性製作的複方花精，特別為了年過五十的女性所調配，但此花精仍然能夠協助各個年齡層的女性在陰性能量圈所面臨的挑戰。此花精與 Coming Home 花精搭配使用最佳。（日用 Life Cycle Renewal 花精；夜用 Coming Home 花精，Coming Home 花精有著穩定靈魂的功效）。
Light of the Soul 靈魂之光 	Kuan Yin Fluorite, Seeds from time, Unconditional Love, Celestial Triangle	此花精能讓人接近心並且靈魂能有所超越，使心輪對靈魂的過去有所理解，不受到行星影響（astrological influences）所限制。若我們此生的所有行為是被天堂的模式所形塑，當我們的行星特質與遇見的無數人們有所互動，遇到不必要的挑戰，此複方可以帶來新的了解與提升，進入到超越時間與空間的心靈領域。藉此我們可以加速並且往前進，更完整地與靈魂的深層目的一致。

Light of My Eye 眼中光芒 	Paph. *Memoria* Richard Ong 芭菲爾鞋蘭	青蛙望著星空，偉大之靈以傾洩而下的天堂之光來回應牠，青蛙能夠實實在在地看見星光，並以視網膜逐一記錄這些光子。同樣的，這個花精想要幫助我們「看破虛幌」，例如在冬季的黑暗時光，花精把光芒帶入我們的眼中來相助。 在美洲原住民文化中，老鷹代表的是偉大靈魂的力量，老鷹敏捷且對飛行頗有把握。牠是靈性力量的模範。星光滿盈之中，青蛙跳入水中的生命世界。這個花精是與我們的朋友 David Carson 和他的女兒 Greta 一起製作的，David 是美洲原住民，也是美洲藥卡（Animal Medicine Cards）的作者之一。
Love Beyond Love 超越之愛 	Just Me, Love's Secret, Moon Child, Unconditional Snuggles and White Beauty	這個複方很適合在母親子宮裡感覺不到愛的孩童或成人，在當時那樣的環境之內，能量或情緒的影響非常有具挑戰性。所接收到的潛在信息就是自己不被需要，也不被母親所愛。Love Beyond Love 花精的產生，是用來幫助解決此種嵌入與心靈的印記，並幫助內在小孩了解到自己被愛也值得被愛。
Love's Gift 愛的禮物 	*Doritaenopsis Juihbabo Fairy,* emerald,sapphire and a black pearl 朵麗蝶蘭、綠寶石、黑珍珠	一旦我們的心學了 Unconditional Love 花精的課程，就準備好打開接受愛的精細高頻振動。多數我們在教堂、寺廟或清真寺中所追尋的就是心與神性的直接連結，如果我們能夠在忙亂生活中有時間與此花的贈禮一起深層冥想，這個花精便能實現你與神性的連結。
Love's Secret 愛的秘密 	*Neomoorea irrorata*	Love's secret 花精來自單一蘭花品種中的唯一一株，表示她的獨一無二。這個品種被認為是因為許多地質跟氣象變遷而滅絕品種所倖存的後代，像這樣的蘭花通常是非常「古老的存在」。Don 在花精製作完成的晚上才知曉這個蘭花的背景。這個蘭花來自巴拿馬和哥倫比亞叢林低地，有刺激性的味道，有如女性「發情」的味道。
Mercutio 墨古修 	*Pleurothallis restrepioides* 擬肋蘭（厄瓜多爾）	沉著自信、幽默風趣和妙語如珠是 Mercutio 的特徵，他是羅密歐與茱麗葉劇中了不起的角色。這個花對太過嚴肅看待自己與事物的人很有效，也對被罷凌的學生很好。此花讓我們能退一步，縱觀整齣戲的全貌，就像一齣戲的導演看著角色和對話之間的互動。 此花也讓我們享受文字與意義的流動，帶給雙眼白色之光。此花可推薦給那些大量閱讀的人們。
Memory Enhancer 調整記憶 	Liberation/Deception, Moon Child, Positive Outcome and Serene Overview	這 4 種蘭花都有增強心智過程的清晰思維與保有資訊的功效，把 4 種花結合在一起，讓此複方似乎更能夠在心智的層面上幫助學生、或與老化有關的記憶問題、或是記憶失能的狀況，就心智進行調整。 此複方能增強頭腦儲存容量的資訊處理，並把初級儲存容量轉到更深層的儲存區域，就能釋放可利用的心智能量。

Metal Element 金元素 	*Cycnodes Wine Delight and Skutterudite* 天鵝蘭、方鈷礦	這是強力的精素，對第 27 脈輪之上的更高脈輪都有影響，也對於骨盆區 DPS 狀態（dead-pelvis syndrome）和第 4 脈輪有用。
Messenger of the Heart 心的使者 	*Phragmipedium Grouville* 鬍拉密鞋蘭	此花讓我們的心發聲，交流自己的感受，而不用恐懼說出真心話的後果，要幫助我們更深刻覺察到心中所珍視的東西。請想像身騎白馬的信差，在想變得更誠懇與真實之渴望與激勵下，飛奔於心靈道路上。
Moon Child 月亮小孩 	*Dendrobium Miva Plum* 石斛蘭	Moon Child 花精與骨盆能量群密切有關，能夠移除障礙讓情緒進化。我們在子宮中的九個月中可以有很多細微或非細微的能量印記，Moon Child 花精能幫助移除這些妨礙我們健康、幸福與靈性旅程的印記。
Necklace of Beauty 美麗頸鍊 	*Bulbophyllum longiflorum* 豆蘭（婆羅洲）	Necklace of Beauty 花精是來自東南亞的美麗蘭花 *Bulbophyllum longiflorum*（或被稱為 *Cirrhopetalum longiflorum*、或是 *Cirrhopetalum umbellatum*，這株特別的品種是在婆羅洲被發現）。Necklace of Beauty 花精為高於心輪與低於喉輪的區塊帶來一種細緻、美麗與愛的能量，此花讓我們能感覺到意氣昂揚、被疼愛與和平；這個花精榮耀我們內在之美與自己真實存在的光芒。 透過此花精，讓小我和陰影面撤出對我們的掌控準備好往內在之旅更深入邁進的重要下一步，所以靈魂可以繼續朝向光的旅程前行。Necklace of Beauty 花精給我們「打開入口」的印象，讓我們能更加完全經驗到新的 Spirit of Life 花精的高層意識。 備註：因世界蘭花培育術語的差異，*Cirrhopetalum* 的名字也是 *Bulbophyllum* 的一支，是根據不同觀點獨立分支出來品種。
Narnia Sphagnum Moss Essence 苔蘚精素 		這個花精作用在（1）喚醒腳底的脈輪，（2）帶來眼中之光，（3）溫和能量喚出快樂，（4）強烈向下的能量。懷孕後期建議不使用，但可幫助分娩過程，特別是用於過了預產期的人。

New Vitality 新活力 	*Paphiopedilum liemianum* 芭菲爾鞋蘭（爪哇）	被製作為花精的這株植物，清楚地表明其耐力的天賦－此蘭花以連續性的穗狀花序盛開，每個穗狀花的花期可維持一年甚至更久。此花精可對長期倦怠和消耗的狀況下的生命力供給活力，能夠快速提升精力，幫助我們度過困境。
Night Soul 夜魂 	*Paphiopedilum Wössner's Black Wings* 芭菲爾鞋蘭	這是幫助我們在黑暗時期的有力花精，可療癒靈魂最黑暗的經驗。當我們經驗到內在或外在的蹂躪時，深層的印記會留在心靈深處。 Night Soul 花精是發號施令的靈性，能夠療癒深刻的創傷，協助我們再度完整。無論世上的經驗帶來何種挑戰，請記得自己是靈魂的主宰。
Party Time! 歡樂時光 	Carnival, Laughing Butterflies	這是生命的感官享樂之舞的慶賀！對很多事物來說，都有時序與目的。藉著使用此花精，我們回想起感官上的享受與樂趣的價值。趁你忘記這種價值帶來的喜悅之前，再次跳舞吧！
Positive Outcome 正向成果 	*Scaphosepalum gibberosum*（中美洲）	以非凡的耐力保持頑強的樂天性，有了這株花精，就絕對不會看不清楚任何計劃的目標，就像「撐竿跳選手」會在衝刺至起跳前，先預想越過柵欄的畫面一般。使用此花能讓我們不斷受牽引著往前進，因而瞭解到如何保持正向，堅持直到夢想成真。
Positive Flow 正向之流 （小幸運水） 	Positive Outcome, Pushing Back the Night	Positive Flow 複方的誕生是回應日本代理商的疑問，她問我們蘭花花精中有什麼能在豐盛與富裕議題上能提供最好協助。這個複方結合了 Positive Outcome 花精所加強的積極心態，還有 Pushing Back the Night 花精的高度往上提升的力量。此花精給予我們心理觀點的轉變，並配合太陽神經叢的強化，還能鞏固雙眉之間的「Ajana」核心。「Ajana」是我們的心智體能顯化與成就的核心。所以藉著使用這個花精，我們便回想起如何「成就大事」，此花精也能以立即的效果激勵我們朝「成就大事」邁進。

Protective Presence 保護現前 	*Dendrobium spectabile* 石斛蘭	這個花精對我們在有安全疑慮的地區旅行時很好用，對於人生有重大改變的時候也很有用（例如搬家或轉換跑道），帶來銜接感與心靈的保護。此花幫助我們重新連結內在的力量。這個蘭花與藏秘佛教中護法功能的「怒目金剛」頗為相似，這個靈性本質的意思是「我走在你的前面」。此花幫助我們瞭解到：真正的保護來自於理解並往內深求存在的真實本性。
Purity of Heart 心的淨化 	*Paphiopedilum Armeni White* 芭菲爾鞋蘭	適合給覺得時間不夠而有壓力的人，有如西塔琴般緩慢清楚又空靈的音調，這個花精傳達出「有足夠的時間做完任何事」的理解。有如印度阿育吠陀系統中 Epitomises the Kaffa 典型的人，緩慢、不著急，絕不會被迫倉促行事。此花帶來白色之光到更高心輪、眉心輪和生殖輪。
Purity of Soul 靈魂淨化 	*Dendrobium moniliforme variegata* 石斛蘭	這個花精對靈魂的作用有如溫和卻又深層淨化的雨水，沐浴其中，清理掉小我中累積的負面看法與信仰。此花幫助我們淨化那些潛意識中歷代保存下來的負面模式。這個花精很可愛、安定精神、溫和落地且撫慰人心。此花帶給我們一種心智上充滿關懷的深層平靜。冥想、祈禱或是任何神聖的儀式之前使用是很好的。特別在婚禮儀式前使用也很合適。 這個花有溫和且如夢一般的質地，但也有因情勢需求的堅定，讓我們感覺到彌補過錯的需求，以及喚醒所遺忘的靈性理解。
Pushing Back the Night 推走黑夜 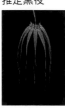	Bulb. Elizabeth Ann 'Buckleberry' 豆蘭	此花能在我們的思惟裡帶來視野或光芒無法分離的效果，並有助提升看法，直至見到生命中的神聖性。這個花精療癒人性的命運，不只協助我們個人的成長，也會邀請「未來之光」到來，並「推走黑夜」。 在百會穴、也就是所謂「中國頂輪」（位於頭頂）的阻礙被此花精推到氣場之外了，這樣一來，便可以幫助我們垂直地擴展意識，進到星光層的殿堂。藉此，微觀影響宏觀。當今許多負面業力被釋放到這個世界的時候，這個花精特別重要，可幫助我們的焦點不會從靈性目標與光之中而轉移。
Poseidon's Trumpet 波賽頓曼陀羅花 	*Pancratium maritimum*	這個花的能量以有力的漩渦與星星連結，錨定在心輪，然後透過頂輪往上，創造出與宇宙相連的入口。此花原生於地中海的克里特島，其美麗和力量吸引了 Marios Argiros 和其女兒的注意力，在 Dr. Adrian 的指導下將之因而做成花精。這花精與蘭花搭配很好。

Phantom Quartz 幽靈水晶 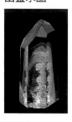		水晶跟黃金一樣是療癒大師，可用於各種情況，用於冥想和增強內心傾聽很好。當我們感覺到呆滯時很有用，可促進和澄清思考過程。每個水晶都有其特質，幽靈水晶含有萬古時期的結構，可作為捕夢手，特別可透過夢境，幫助我們獲得對過去的理解並且向前。
Rising Flame 揚升火焰 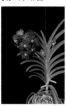	*Vanda hybrid* & Ruby 萬代蘭、紅寶石	與情感有關的狀態，可支援溫暖的心，帶來愛、喜悅與幸福感。從第 2、3、4 脈輪揚升與療癒。帶來強烈被愛的感覺，需要有伴侶的愛，紅寶石可作為這個萬代蘭的催化劑。
Revelation 啟示（大幸運水） 	Achord, Crown of Serenity, Fruits of Love, Pushing Back The Night, True Connections	這個複方的前身是 Positive Flow 花精，以回應過去幾年來全球經濟衰退的大環境，若只是試圖吸引豐饒的顯化，根本不足以面對這個時代的挑戰。例如日本，經濟的不景氣把心理和靈性的挑戰帶上了檯面，在 2011 年遭逢海嘯摧殘之後整個國家的意志消沉之感，並且無法突破總體困境與向前邁進。就是在這樣的背景之下，突破前身的限制，我們調製出這個複方，Revelation 花精因而誕生。 在這種情況下，我們與社會的關係需要檢視一下。這並非像是被蕭條的前景卡住了一般簡單，而是連接人我之間的以太網絡變得黯淡無光。Revelation 複方花精可以幫助我們開啟並活化以太網絡的通衢。此花精也能夠超越以自我為圭臬的言行舉止，帶來靈魂此生目的清晰感。此花精能夠釋放我們屈服於整個社會的巨大挑戰、侷限與壓力。Revelation 花精更新我們對未來的希望，並給予轉變能量和動力，將它們轉變為新的精神狀態。而在這狀態之內，我們要能「起而行」，成就必須成就的一切。 備註：這個複方含有「 Achord 錨定精素」可對應到七個脈輪，因此讓此花可用來做為蘭花群中的「母載體」。

Redemption Dream 清償之夢 	*Paphiopedilum spicerianum* 芭菲爾鞋蘭（不丹）	幫助心靈處理深層的自責感和羞愧感，把轉化帶入夢境裡，讓心智有意識或無意識地去解決這些議題。自責感與羞愧感可能會特別阻礙更高心輪淨化和療癒的心輪能力造成心輪的壓抑。心的能量被阻礙，我們便失去了無條件去愛的能力，因此也失去內在的平和。如此一來，我們就可以瞭解自責感跟羞愧感如何成為靈性道路上主要的障礙。 此花精會特別透過活化或重新整合夜間的夢，讓古老和深層的議題能夠在「心靈劇場」放送，以此幫助我們移除這些心中的障礙。一般在使用 Necklace of Beauty 花精之前可先用幾天的 Redemption Dream 花精，讓 Redemption Dream 花精先行運作，再使用 Necklace of Beauty 花精。我們也才能更完全地感覺到 Necklace of Beauty 花精細緻的能量。 回饋心得：使用後會漸漸接受每個人都有做錯事情的時候，可以原諒自己，不再為過去的錯誤自責，也漸漸學會為自己爭取應得的權利，甚至漸漸可以學習用比較世俗的觀點，來看人與人之間的權力互動，對於自己身處的環境與扮演的角色更能夠理解。
Releasing Karmic Patterns 釋放業力模式 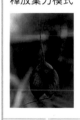	*Masdevallia Flying Colours* 三尖瓣蘭	釋放儲藏在第 8 脈輪的業力模式，第 8 脈輪顯示出靈性知識和靈性力量過往以來如何遭到誤用，這個花精可讓我們感覺到我們以螺旋式旋轉出並進入宇宙中，或許因被往上帶與帶走而會覺得有些壓迫感。 但是此花幫助我們掙脫僵化的信念模式或第 8 脈輪內把持不放的想法，也能協助我們有智慧地使用並選擇說出口的用語。
Renewing Life 更新生命 	*Phragmipedium Carol Kanzer* 鬍拉密鞋蘭	這是溫和且安靜的花精，但是有頗精深的力量，可以一次觸及到許多層次。此花透過清理第 1、8、10 和 12 脈輪中細胞層面裡古老而負面的能量模式，恢復我們本來的健康。海底輪主掌細胞模式，當海底輪與第 10 脈輪（白光之源），以及第 12 脈輪（宇宙合一）等更高層次的脈輪運作相結合，就會讓這個花精在該層次有更強的療癒力。此花加在乳霜中使用非常好。
Revitalise 恢復活力 	Wingéd Messenger, Hive of Heaven and Heaven's Gate	此花精清理不必要且阻礙了活力流動的能量印記，此花精對情緒堵塞而引發的疲憊感上特別有所幫助。

II

LTOE 蘭花花精

P
R

Rising to the Call of Beauty 回應美之召喚 	Paph. Lady Isabel 芭菲爾鞋蘭	這個花精能與美感結盟，也可辨識出美感。當現代社會對自然與內在之美拉出了距離，不和諧、扭曲、和自我削弱便隨之而來。這已經帶來了影響，讓我們遠離自然與自身的單純之美。那到底什麼是與生俱來的美麗呢？ 力量與數學次元的均衡、正直、和諧與尊重是發現於神聖幾何之中。當美感成為我們的嚮導之時，我們行動的結果便自然且和諧地跟隨「宇宙法則」。美的力量將會趕走眼前的邪惡和醜陋。此花幫助我們釋放一天工作之後在肩上的壓力。
Rhododendron Brocade Plus 錦織杜鵑（粉紅） 		製作花精選用當時完熟且百花盛開時的粉紅色混種杜鵑花，。此花精重要的特質就是精力盎然的喜悅。就像是突然從我們的心中湧出溫柔與幸福的喜樂之泉一般。任何你感到心情低落或或對生命沮喪的時候皆可使用這個花精，此花會幫助我們更新心中對世界的觀點。
Rhododendron griffithianum 錦織杜鵑（白） 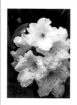		純白色的杜鵑品種，在英國或 Achamore 花園裡的不同位置都能夠找到此花。這個可愛的花精的重要特質為安詳、平和與靜謐。喝幾滴就及時會有感覺。當你感到壓力很大、疲憊、需要放鬆的時候，都可使用此花精，例如一天辛苦工作之後來就很適用。此花對於全身按摩很好，就只是放幾滴在緊張的肌肉上。
Ruby 紅寶石 		這個精素很有更新的力量，一開始是製作者 Don 提供某個蘭花照片，Dr. Adrian 建議還需要加上紅寶石，而當紅寶石寄達時，能量顯示不需要共同製作反而只需要單獨的紅寶石精素！Don 與 Adrian 皆笑說蘭花可真是媒人阿，促成這個美麗精素的出現。 紅寶石在同類療法中也被認可有很好的效果，主要運作在太陽神經叢中那些被困住的情緒，也可開啟心輪，連結到頂輪與海底輪，讓我們能夠接觸自己該往的靈性道路。
Sacral Release 神聖椎底釋放 	*Dendrobium Prapin* 石斛蘭	Sacral Release 花精提供生氣勃勃的能量並協助釋放過程，打破低能量和低成就的惡性循環。幫助我們因第 2 脈輪內緊抓不放的潛意識之緊張，落地札根並釋放緊繃，並接上地氣。這個花精的能量堅決肯定我們很安全、強壯且健康。

<table>
<tr>
<td>

Sacral Regulator
神聖椎底調節

</td>
<td>

Core Release, Source of Life, Child's Play

</td>
<td>

Sacral Regulator 這個複方是以下三種花精的組合：Core Release 花精、Source of Life 花精和 Child's Play 精素。Child's Play 精素是由英格蘭諾福克郡的 Rose Titchiner 製成，可處理骨盆脈動點的不平衡與阻礙。孩戲精素是光亮與無邪的，對於 TEK 肌力測試法很有效。

這個複方的確可以發揮其內含花精的總和，作用於第 1、2、3、6、7 脈輪，與肝有關，也可讓骨盆區域在一段受到干擾的時期過後，增強其幸福與舒適之感。在測試這個花精時候，很瞭然的，此複方在不同的程度上對「骨盆區 DPS 狀態（dead-pelvis syndrome）」有效，也可以開啟「命門」更新與再生的歷程。

在此應該解釋一下 DPS，這是 Dr. Adrian 在工作中常發現一系列的能量狀態。在那些情況下，許多在骨盆腔的接受體和脈動點受到壓抑或堵住了。除了 TEK 肌力測試上對此複方的描述之外，我們多半能覺察到此複方讓我們更加健康。骨盆腔散發出來，同時間一種擴張的意識會在腦中出現，性慾會從「表演」轉變成親密感與深層的交流。

</td>
</tr>
<tr>
<td>

Secret Wisdom
奧秘智慧

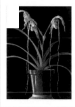

</td>
<td>

Phragmipedium warscewiczianum
鬍拉密鞋蘭

</td>
<td>

Secret Wisdom 花精讓我們的專注回歸於位於心輪下方「心輪內在神殿」之中的「內在神性」深處。在此，有種洞見出現了，那是集沉著與安穩為大成的化身，能活化頭部的脈輪然後直接喚醒第 11 脈輪。這種人的智力所不及的脈輪提供我們慈悲和智慧為基底的感知力，能夠榮耀「我即是他人，他人即是我」以及「生命本質上就是思考與行為的鏡像反射」。這個花精可推薦給那些全然走在靈性道路上的人。

</td>
</tr>
<tr>
<td>

Seeds from time
來自時間種子

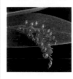

</td>
<td>

Pleurothallis truncata
肋柄蘭

</td>
<td>

此花精札根於心輪，而之後便往第 14、19、20、22 脈輪揚昇而去。此花精帶給我們直覺知識的吉光片羽的閃現，幫助我們於今生再現埋藏已久的資訊與能量之門路。此株蘭花的穗狀花序，看起來就像是許多微小的橘色種子，此花精幫助我們重新發現內在的「種子」。這些種子是萬物的根源，等著要更進一步萌發，並讓我們對宇宙有更深的理解。這株蘭花也是其他次元的守門員。

</td>
</tr>
<tr>
<td>

Self Renewal
自我更新

</td>
<td>

Thoracic Alignment, Centre Renewal, Source of Life and Compassionate Heart

</td>
<td>

有時當親近的人逝世後，就算悼念儀式早已結束，還是會在我們的體內有種空虛或寂寞的感覺。這種內在空蕩蕩的感覺讓我們很難在人生的旅途上繼續邁進。Self Renewal 複方幫助我們重新拿回安康福祉與完整合一的核心感。

</td>
</tr>
</table>

Serendipity 意外珍寶 	*Paphiopedilum Predatious* 芭菲爾鞋蘭	當我們陷入過多責任的泥淖而停滯或感覺卡住時，此花可提供協助。此花幫忙校正我們所做的準備，往更深的存在面向前進。此花把新的洞察帶入冥想之中，也是助我們脫離生活刻板困乏的良方。
Serene Overview 寧靜之觀 	*Comparetia speciosa* 胃花蘭（厄瓜多爾）	此花助我們獲得生命中寧靜的概觀與視野。印度教中 Deva（梵天）代表光芒四射或發亮的天神，Devata 則指出靈魂的靈性潛力，進入人類的內心並以尊貴的風采溫暖這個世界。這種靈性上的領導力可以從我們尊貴的特質裡覓得－安靜莊嚴、堅決而非好鬥、正直的行為。「美就是內在真實的完美」。
Serene Power 安詳力量 	Pushing Back The Night, Voice of Courage, Serene Overview	這個複方主要運作在軀體與第 3 脈輪，此花精溫和而立即地補充能量。如果你在午後心情感到有點低落，那麼 Serene Power 花精能夠以鎮靜的驅動力、清晰的思維、與能量助你安然度過下半天。 此花精開始運作時，在太陽神經叢處可能會有麻刺的感覺。之後在第 2 脈輪或喉輪之處也可能會感覺到花精的作用，最後花精會帶著一股暖流往上延伸抵達頂輪。雖然花精的效用不只侷限於體內的脈輪，但這個複方的運作首要還是讓體內的能量系統有所感覺。
Settling with a Smile 微笑放鬆 	*Paphiopedilum Gold Dollar* 芭菲爾鞋蘭	此花創造安穩與寧靜的喜悅，有助於腹部處的以太能量運作。放縱歡樂之後適合使用此花，幫助情緒上的沮喪，給予我們安全感。這個花精可幫助讀書的孩子保持專注。
Shadow Facing 面對陰影 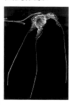	*Dracula chimaera* 小龍蘭	這個蘭花邀請你正視自己最深的恐懼，不可被輕率與不正經地看待。在更深的層次上將我們與「各國之生態圈」、也就是所謂與「所有生靈的議會」連結起來，不論是蚊子或是麋鹿，或是麻雀與老鷹，都有平等的聲音。薩滿的神秘與此花邂逅。Shadow Facing 採特別訂購才會製作。

Shadow Warrior 陰影戰士 	*Bulbophyllum* *phalaenopsis* 豆蘭（巴布亞新幾內亞）	這是非常棒的蘭花花精，把此花帶入生命中，能協助整合自己的陰影面並朝向光邁進的靈魂之旅。此花停止陰影繼續與具有挑戰原型的負面互動，並讓我們能夠在原始的恐懼中落地。 此花進入頭蓋骨下方，並且下降到靈魂體的海底輪與其下方，連結靈魂之旅的源頭。此花改變內在洞察力，並增強靈視能力。Shadow warrior 是非常「陽性」的花精，很小的劑量就能有持續性的效果。
Shadow Descent 陰影降落 	*Bulbophyllum spiesii* 豆蘭	此花精是陰影戰士（Shadow Warrior）植物學上的表親，陰影戰士是 LTOE 蘭花花精系列中重要的花精之一，將心靈的陰影影響回到全面心理架構的平衡。陰影降落則是更往前的關鍵一步，更熟悉與接受自己內在的陰影面。 社會總是要求我們避免自己的陰影，避免或漠視這些能讓我們更強壯成長的陰影。因此產生了麻煩。這個花精的智慧，就是了解陰影層面，變得熟悉與感到自在，讓心靈回到整體，因此增強靈魂之光，陰影因素自然地在此過程中弱化，讓我們更為健康。
Shadow Defense 陰影防禦 	Defender from the Dark, Pushing Back the Night, Shadow Warrior	Shadow Defense 花精是以下三種花精的組合－Defender from the Dark 花精，Pushing Back the Night 花精和 Shadow Warrior 花精。Shadow Warrior 花精幫助我們在生活中不會被自己的陰影面主導；Pushing Back the Night 花精在加強與增加我們內在校正的過程中，帶給我們能量支援的聖殿；Defender from the Dark 花精保衛上述的校正過程，防止外在黑暗影響的介入。換句話說，這個花精給予我們對抗內在與外在陰影元素的保護。
Shield of Light 光之盾牌 	Light of the Soul; Orchid Metal Element; Defender from the Dark; Silver Ghost; Wingéd Messenger; Dragon Fire,Unconditional Love; Celestial Triangle; Seeds from Time; and Kuan Yin	光之盾牌花精主要去抵抗黑暗能量的保護，可讓氣場變得有如鏡子般反射，因此讓能量不會穿透氣場，而是變形並且反射回到最高源頭。帶來勇氣，在環境的重大挑戰時幫助人重建信心與樂觀。這是前所未見複雜的複方，內含 12 個花精與精素。

LTOE 蘭花花精

Se

Shiva's Trident 濕婆三叉戟 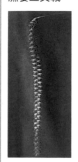	*Dendrochilum magnum* 石斛蘭（東南亞）	這個花精開啟經絡系統中的陽性磁力，也就是所謂頭頂上的百會穴。此花帶來螺旋形且非常活躍的能量。這個花精很大的程度上是 Serene Overview（靈魂的陰性靈性潛力，進入人類的內心並以尊貴的風采溫暖這個世界，從中我們可以重新發現神性）陽性能量上的互補。我們在宇宙最外層所找到的與靈性目標一致，重新校準開啟了頂輪的智慧。
Shiva's Crown 濕婆之冠 	Shiva's Trident, Crown of Consciousness	此花精能夠增高且深化靈魂對於在肉身中的旅程之理解。此花精進入大腦裡連結因果體、靈魂之旅以及靈魂神性契約的邊緣系統之中，因此可以強化靈性療癒的進程，並協助體內其他療癒過程的治療效果。一個比較技術層面的注釋：Shiva's Crown 花精把頭頂的夢點（dreaming point）與位於左右兩邊在太陽穴連結起來，而左邊的太陽穴正是能量系統的陰影面。 回饋心得： 濕婆之冠花精解決了思考太深鑽的問題，用一陣子之後發現思考變直白，鑽牛角尖的狀況也消失了，思考會到合理的位置就停止，感覺很棒。
Silver Ghost 銀色之魂 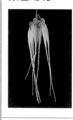	*Bulbophyllum pecten-veneris* 豆蘭	此花對清除來自外人試圖在能量上操控我們的心靈「掛勾」非常有效。這個花精有獨特的陰性特質，有如波光粼粼的水流在小波浪中往內翻轉一般，此花環繞於氣場周圍，所以外來的能量就不會沾黏。
Silver Shadow 銀色之影 （僅有噴霧款、無滴瓶） 	Silver Ghost, Shadow Facing	這個複方讓我們能感知到周圍的各種黑暗力量，是我們允許它們進到自己的空間中。Shadow Facing 花精讓我們能夠看到自己內在黑暗的一面，而 Silver Ghost 花精則提供保護。這些內在心靈的元素讓我們受到負面的攻擊。這個複方與其他防禦系列複方不同處在提供心靈的保護層，我們可感覺到在敵意環境中的安全感，知道自己的內在結構是被保護著。黃色款加強 Shadow Facing 的運作，藍色款對 Silver Ghost 有更多影響，影響很細微，但兩款都對上述保護作用很有效。 回饋心得： 初始世因為無法拒絕太親近的同事要求，用靈擺測試時選出這個花精。適逢農曆七月，使用後晚上也特別好睡、睡得很深。對於同事不合理的要求，也能夠直接拒絕。

Sleep of Peace 安穩之眠 	Clear Mind, Boundless Peace, Settling with a Smile, Purity of Heart, Behold the Silence, Pushing Back the Night, Sacral Release, Protective Presence	Sleep of Peace 花精以不同於 Gentle Sleep 花精，Gentle Sleep 花精主要是能夠帶給心與腦更為放鬆的境界，使我們放鬆，好進入讓人得以休息的睡眠中。而 Sleep of Peace 花精的誕生，是因為有位治療師發現這八種蘭花的組合能夠大大地幫助她的睡眠模式。 Sleep of Peace 複方能夠幫助我們記憶上的處理，腦袋首先會在睡眠中更有效處理白日的資訊，使用幾天或更久之後，此複方似乎可以帶給我們更深層的記憶處理，並轉化有如「收集灰塵」的舊有記憶。還能夠介入日常資訊的高效率處理。就是這片恐懼、創傷與舊有記憶的叢林，往往成了我們受干擾的睡眠模式的重要一塊。一般來講，使用 Sleep of Peace 花精最好不要超過十天，因為新的深層睡眠模式無須花精也能夠持續。之後每兩個星期一次，在睡前使用一滴應該就夠有幫助了。 我們並非妄下斷言，說這個花精可以為我們「抵禦」外在干擾睡眠的事物（例如無線電塔的電波），但是藉著讓心靈更有效地處理資訊，此花精似乎能夠幫助我們不那麼容易受到外在因素的影響。 究竟 Sleep of Peace 複方與 Gentle Sleep 複方比較適合，還是要依個別使用者而定。近來，無論科技或心理層面對睡眠模式的挑戰非常普遍，因此我們便提供～ Sleep of Peace 與 Gentle Sleep 兩種花精不同的選擇。
Solus 獨生子女 	Moon Child, Night Soul, Voice of Courage and Violacea Veritas	這個複方以轉化獨生子女症狀（因為之前中國政府的一胎化政策而特別常見）為目的。獨生子女有可能會生長成為以自我為中心且孤獨的個體。因為缺乏手足間的遊戲，獨生子女靈魂中的精神就無法在一般的社會脈絡下完全發展，缺乏情緒上的能力，無法在共通的靈魂之中連結。很重要的是，使用 Wisdom of Compassion 花精或是 Love Beyond Love 花精之後的幾個星期，接著再使用 Solus 複方。如此一來，才可以協助成人或是孩童在情緒與慈悲心層面上得完全發展。
Songline 歌之徑 	*Paphiopedilum Honey* 芭菲爾鞋蘭	Songline 花精傳達出愛的謳歌。藉著幫助我們重建頂輪上的光圈，此花讓我們意識到聲音與語言的責任，並幫助我們對自己真誠，讓我們更明白自己深刻的誓言。此花幫助我們得到身、心、靈合一與發展洞察力和千里眼的概念。此花讓天使界的聲音與詩歌與我們連結。
Sorcerer's Apprentice 魔術師的學徒 	*Phragmipedium Sorcerer's Apprentice* 鬍拉密鞋蘭	此花有部分的功用為過濾情緒和能量的垃圾，讓我們可以不用理會對我們注意力大量湧現的要求，並在我們身旁創造出自我保護的空間。而透過這個空間，我們便完全控制能量進出的選擇。Sorcerer's Apprentice 也有能量調節器的功用，幫助我們調整身體的能量儲存，以此避免過度的耗竭。

Soul Dancer 靈魂舞者 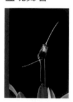	*Portillia popowiana*	Soul Dancer 花精讓人能夠看見生命之舞的喜悅和美麗，此花讓我們解放出內在的小丑，能夠純粹而全然地感謝生命裡靈性之旅的天然之美。*Portillia popowiana* 這個蘭花是南美洲雲霧森林的原生種，此花精是在 2013 年聖誕節當日製成的。
Soul's Grief Release 靈魂悲傷釋放 （母酊 5ml, 15ml） 	*Pleurothallis tripterantha* 擬肋蘭	這是個非常深層也非常重要的花精，用來療癒和釋放靈魂深深緊抓的悲慟。許多人忍受心中的悲傷之蒼涼度過一生，這種悲傷沒有清楚的成因，通常最有可能是經過許多世累積而來的，很難釋放。這種悲傷帶著一種感覺－這個哀愁是幾乎所有靈魂與存有隱藏的真實。若有人緊抓著這份深層的悲傷，Soul's Grief Release 花精能夠在首用的幾小時甚至一兩天內讓悲傷更能完整地呈現。當悲傷逐漸被融化與釋放，接著幾天過後，心會向新的可能性打開，一種在心中更深層的真實感也可能會打開，而能接受天使之歌的喜悅。目前僅販售未稀釋的母酊款，因為先前稀釋款的影響會延續多天，而母酊款基本上卻能在半小時就有影響，您可下午使用與閉眼安坐至少 20 分鐘，幾天後還可再使用一次。大瓶款 15ml 還可分享給另外 15 位朋友。要注意的是，這個花精與 Healing the higher Heart 花精和 Spirit of the Higher Heart 花精的不同，後面這兩個花精是來幫助療癒已知原因的悲傷，例如我們所愛之人的死亡或消逝。
Soul's balm 靈魂 之慰 	Soul's Grief Release, Unicorn, Centre Renewal, Furnace of Life	在那些黑暗的時刻，我們需要內心溫柔的撫慰與安心，這個花精可協助深度又安靜地滋養心與靈魂。這個不尋常的花精是由一位英國極有天賦的療癒師 Liz Jones 所搭配出來的，Liz 先前也協助配出回家花精（Coming Home）。當您身邊有親友感到低潮，這是一個可幫助他們的好花精。
Soul Shield+ 靈魂盾牌 	Pushing Back the Night, Protective Presence, Knight's Cloak, Defender from the Dark	有時候，為了各種不同的原因，我們需要保護自己，而光之工作者，更有可能三不五時會吸引到變化多端甚至是黑暗力量帶來的挑戰。同時，全球的處境也一樣被日益險惡的陰影所籠罩。Soul Shield 花精給我們多層面的強大保護，幫助我們以力量與堅定，安然守護著內在本來就具有的光往前行。現在有 Defender from the Dark 花精加入這個配方，便能夠在更深一層的面向保護我們的脈輪系統。 心得回饋：使用靈魂盾牌噴霧後，馬上擺脫沉重感，十分愛用都帶在身上，感到沉重感上身時就使用，非常喜歡使用後所帶來的輕鬆輕盈感，但又非頭重腳輕的飄浮感。

Source of Life 生命源頭 	*Cochlioda beyrodtiana* 考麗達蘭	這個花精製作於 2010 年的 2 月,這是非常有趣的蘭花品種。在 2 月上旬先製作了 Base Regulator 花精,而 Dr.Adrian 仍希望我們能夠找到 TEK 療癒能量肌力測試組合中的最後一個能量元素。當我們走進溫室時,Dr.Adrian 感覺到一株纖細且充滿喜悅的秘魯蘭花品種的在呼喚他。我們把這株花精帶離溫室,放置屋內房間,把水缽放在花的下方。 這個花精的最佳的使用時間是早上,因為此花有非常強烈的「喚醒特質」。此花且説跟咖啡一模一樣,但而有更細微與緩慢的影響。當晚我們小酌母酊之後,有種溫和而持續不斷的敏銳度在身上存留了好幾小時。最明顯的是,即使淺嚐母酊的覺察效果很大,感覺起來就是溫柔且清涼的水花從會陰部位升起,而且可以清楚地感覺到是在大腿內側幾寸之處。 Dr. Andrian 在他的筆記中寫到:這個花精非常獨特,是蘭花花精裡唯一明確針對第 2 脈輪區塊與丹田的性能量的面向。此花似乎能夠增強大腿內側的「性肌膚」之敏感度,且重新校整骨盆的能量系統,更新骨盆內的活力,「重新點燃」性能量核心,讓我們能自覺性欲更深層的本性。這個花精必須放在非常深紫色的 Miron 玻璃瓶中。
Spectrolite / **Labradorite** 光譜石 / 拉長石 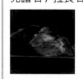		光譜石散發出一種藍水晶般的能量,此能量能刺激喉輪,也就是人體的聲音。喉輪在本質上是一種壓力閥,允許來自其他脈輪的能量可以表現出來。如果喉輪受阻或失衡,便會影響到其他脈輪的健康。 當喉輪打開且處於平衡狀態的時候,喉輪便允許我們所感以及所思的表達。我們可以溝通我們的想法、信念與情緒,並把個人的真理帶給這個世界。
Spiral of Light 光之螺旋 	*Bulbophyllum* *purpureorachis* & Black Tourmaline 豆蘭、黑碧璽	這個花精在我們之中創造出一種寂靜與深沉的內在平和,鎮靜且穩定我們的第 1 脈輪、第 2 脈輪,並在第 3 脈輪內如大船下錨一般地定了下來。接下來,花精往上穿越了我們形體之外的眾多脈輪,把我們和宇宙以及遙遠銀河的光芒連結起來。 毫無疑問地,因為此花精讓我們與「萬有之光」相連,所以也可稱之為「通往群星的螺旋」。在上述的連結過程中,「光之螺旋花精」能夠引動我們內在能量溫柔又深刻的「重新校準」之功能,讓我們再次與更高的目標結合。
Spirit of the **Higher Heart** 更高心之靈 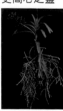	*Vascostylis Roll on Red* 百代蘭	這個花精就是 Healing the Higher Heart 花精一樣、但沒有加入黃金精素。Spirit of the Higher Heart 花精可以讓更高心輪的能量與心的靈性殿堂溫柔地融合,此花的功效相較 Healing the Higher Heart 更為細微。可加上 Temple of Light 花精或 Tempe of Light(5)花精來擴展心輪的意識,抵達無條件之愛的境界。

II

LTOE 蘭花花精

So

Spirit of Life 生命之靈 	Furnace of Life, Fire of Life	Spirit of Life 花精幫助我們清理在第 1 和第 2 脈輪裡面的祖先模式與「部落」的阻塞，讓我們變得更能夠回到中心。這個花精的作用能與命門的關聯來闡述。在中醫裡，有個位於兩腎之間稱為「命門」的穴位。這個關鍵的穴道，是注入所有維持生命並激發演化的生理學二元性之能量主要「門道」。 如果我們無法接受「生命就是培養德行的機會」，或是「把自信受打擊的意義僅只歸因於生命挑戰與痛苦環境」，那麼命門之火將會很嚴重地消弱，至高的宇宙目的將無法指引生命，反而被自我造就的信念系統牽著走。命門點的抑制會在我們微妙的能量系中導致生理二元性的兩極化，轉而造成身心上有更多痛苦的挑戰。Spirit of Life 花精比 Furnace of Life 花精更能夠幫助在觀看的人「覺察鏡片」上的迷霧，更輕而易舉地讓任何情況下的真理毫不費力地展現出來。 Spirit of Life 花精便是上述兩支非常棒的花精：Fire of Life 與花精 Furnace of Life 花精的結合。此花精具體表現出至高且寰宇共通的陽性與陰性能量，並在靈性上促成陰陽兩能量達成潛力。Spirit of Life 花精可以帶出與靈魂內在之路相關的那份平靜的堅定感，Spirit of Life 複方、Furnace of Life 花精與 Fire of Life 花精都對增強靈魂朝向光邁進的旅程有著巨大的潛力。
Sympathetic 交感 	Angelic Canopy, Just Me, Heaven's Gate, Night Soul and 24kt Gold	這個複方運用在經絡點與能量出口，與身體的壓力模式有關，也與戰或跑的反應有關，幫助我們管理與控制能量，能減輕不平衡情緒造成的症狀。
Sympathetic （**P**）副交感 	Heaven's Gate, Hive of Heaven, Purity of Soul, Winged Messenger	幫助我們處理第 2 和 3 脈輪的過度運作，幫助低弱的自尊感。此花精可用在第 1、4、5 和 7 脈輪，可安穩過度活動。這個複方與 Sympathetic 能夠局部使用。
Temple of Light 光的聖殿 	Core of Being, Pushing Back the Night, Renewing Life	這個複方被用來處理特定的問題，那是百會點和內在心的殿堂、第 7 脈輪和第 4 脈輪的不協調。這四個點沒有連接就不是真正的療癒。雖然很多種方式可連結卻不是快速或永久的連接，此花的名字是因為可協助快速解決問題。
Temple of Light （**5**）光的聖殿 5 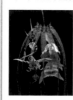	Core of Being, Pushing Back the Night, Renewing Life, Heaven's Gate, Protective Presence	這個複方是用來處理使用 Temple of Light 能量不穩定的挑戰，有些個案會無法讓靈魂的一致連接百會點與心的內在殿堂，以及第 7 和第 4 脈輪。

Thoracic Alignment 挺胸調整	*Nanodes medusa* （厄瓜多爾）	這個花精與 Core of Being 花精是來於相同的植物，但此花是在非開花的時候所完成的。此花攸關身體的矯正，尤其是脊椎與軀體的胸廓有關。身體的矯正提供框架，讓我們更能讓落地的能量流向內在，讓心的周圍也更有空間，對身體療癒很有用，身體相關議題也可參考另外兩個蘭花花精：Shiva's Trident 與 Sacral Release。
Totem 圖騰	*Paphiopedilum* William Mathews 'Knobcreek' 芭菲爾鞋蘭	在生生不息之中有無限的力量、知識與大地之母與天空之父的善意肯定。以清澈思維、力量與永恆之心的沉靜中使用此花，我們能夠以信心召喚並發覺自己的力量聖獸。這個花精幫助我們踏上所有國度之生態圈、動物的、人類的與銀河的領土。
True Connections 真實連結	*Zygolum Rhein Harlequin, Zygonisia Blue Angel, Zygolum Louisendorf 'Rhein Moonlight'* 三株軛瓣蘭	這是很獨特的花精，用了三個不同但有關聯的蘭花。每一株花都有自己的水缽，將水缽擺成等邊三角形。這些蘭花是混種的 *Zygopetalum* 軛瓣蘭系列－有 *Zygonisia*（Blue Angel）、*Zygolum Louisendorf*（Rhein Moonlight）， 以 及 *Zygolum*（Rhein Harlequin）。因為三個不同的花精完成後馬上就混在第四個水缽中，所以 True Connections 花精並非單方，也不是傳統上的複方花精。這樣特別的製作方式帶給 True Connections 一些不平常與非凡的特質。Crown of Serenity 創造出能夠完全受益於 True Connections 所需的能量基底，Celestial Triangel 也進一步在這個架構上更加有所發揮。當我們建立起更高脈輪的活力時，會有更深刻的精細與內在連結，能夠形成或帶入更多的能量活動。True Connections 對身體影響比較小，保留在更高的脈輪上的效用，幫助我們連結到人性中的「心靈網絡」，在這個區域中我們能夠彼此相連，不論我們相距多遠。這可不是什麼虛幻之說。不論時空之遙，True Connections 幫助我們連接此時此刻需要相連的人，讓我們能夠理解，世界還有預想以外、更廣大的人性連結。在更高的靈性層面上，我們都是一切存有更廣大宇宙意識的一部份。

True Beauty 真實之美 	Rising to the Call of Beauty, Purity of Soul, Just Me, Clearing the Way, True Connections	這個花精是要提升 Rising to the Call of Beauty 花精和 Purity of Soul 花精為主軸，是與美之能量有深層連接的。Just Me 花精與 Clearing the Way 花精可幫助對美的成長有信心，附加了 True Connections 花精，可讓能量整體達到心的層次，抵達星光美的領域，帶來自己真實之美的謙遜經驗，我們的真實之美都也是相同的。 許多年以前，製作者 Don 在某演唱會上遇見一位七十多歲的女性，那是他見過最美的女性，散發著內在光芒讓他無法呼吸，過了三十年 Don 仍無法描述那樣的美，直到經驗到這個花精。當他與母酊一起冥想時，就突然回想到那位女性和她卓越的光芒。這個花精傳遞了敏感之美，這是我們與天使和星光存在的連結，當時那位女性也是表現在這樣的能量中。 曾經有一個使用者用了此花精，每次使用後都會持續聽到天使的音樂，並沐浴在白金星光之中。在 Don 製造這個複方的夜晚，他夢到自己是在學習如何重新製作這個蘭花花精，彷彿曾經已經在天堂製作過一樣。此花精讓我們看見來自星光美、每人內心靈性與存在的深層之美。 心得回饋：在使用真實之美花精時，我更能強化自己的女性特質、自信地展現自己女性面，我覺得這是一個很大的轉變，能更自信地面對自己與柔化內在，這是個很棒的轉化。
Ti Kouka 包心菜樹 	*Cordalyne australis*	這是提高、淨化與安穩的精素，帶著有力量特質影響到第 1、2、4、5、7 與 12 脈輪（可連結到 Fruits of Love 與 Voice of Courage 的 TEK 接受點），增加視力清晰度和呼吸深度，帶來骨盆的陰陽能量平衡。這個花是紐西蘭原生植物，毛利語稱為 Cordalyne australis，在溫暖的集亞島長得很好，Emma 與 Don 在阿克莫花園中製作了此花精。
Unconditional Love 無條件的愛 	*Phragmipedium schlimii, Phragmipedium Desormes,* and an emerald 鬍拉密鞋蘭、綠寶石	靈魂渴望能夠重新與永恆之源、與存有連結，這幾乎超乎我們的理解。踏上朝向人口中的神性之旅關鍵步，就是放下我們所把持的「有條件地對他人打開心房」的模式。 此花精幫助我們消除防衛的情緒障礙，無條件地去愛，只有心學會了打開無限之愛的時候，我們才能朝生命的下一步邁進，這也同時是 Love's Gift 花精所蘊含的意義。

Unconditional Snuggles 無條件擁抱 	*Paphiopedilum Snowbird* 芭菲爾鞋蘭	此花帶來溫柔、舒服與給力不間斷的擁抱，對辛苦工作一天之後的成人很好，也時時刻刻適合小朋友。
Unicorn 獨角獸 	*Gongora gratulabunda* 懸梗蘭（中美洲）	此花的關鍵字：採取專注、全心奉獻、永恆不衰的行動。遇見外在威脅，不以挑釁的態度，而是以會有正面結果的確信感來面對。這個花精建議用於緊急狀況、巨大的危機、或當我們真正感到倍受威脅的時候。此花助我們避免分心，並給我們力量遠離麻煩之源或潛在的傷害。此花可淨化頭部的能量通道。
Unveiling Affection 打開愛 	*Phragmipedium Hanne Popow* 鬍拉密鞋蘭	為了愛與滋養自己，而且帶著對我們身旁的人的情感而打開心。這個花精對失去至親的人頗有功效，或給難以珍視或照顧自己的人也很好。此花助我們在心中維持對自己與對他人的情感。這是第一個製作也是一直為人喜愛的花精。
Violacea Veritas 紫色真理 	*Phalaenopsis violacea* var. *Mentawai* 蝴蝶蘭	對第 6 脈輪有深層的影響。此花帶給我們對天使界方面的覺察，並連結我們的存在。此花重新配置我們腦中的電流，讓我們可以實現更高的潛力。此花促進我們的閘口往更高的層次打開，獲取內在的智慧。 這個蘭花是印尼蘇門答臘海岸外明達威群島上的原生種，有非常可人的肉桂香料之芬芳，開花可維持好幾週。

II

LTOE 蘭花花精

T U V

55

Vital Core 活力核心 	*Phragmipedium Bissau* 鬍拉密鞋蘭	Vital Core 花精能強力供給海底輪、第2脈輪與相關經絡能量。此花對於頂輪、喉輪和心輪也有作用，但此花最主要的功能還是在下方的第1、2脈輪，提供強烈「起而行」的影響。這影響對第2脈輪（生殖輪）尤其有趣－雖然此花給予活力，卻並非性的活力。此花幫助我們釋放阻塞的能量，包括存放在此的負面能量，因此有助於解決神聖薦骨脈輪的陰影面。如此一來，此花便能謀求第2脈輪重新恢復神聖的本性。 Vital Core 花精產生功效的層面超越 Sacral Release 花精。請先使用 Sacral Release，接著再使用幾天的 Vital Core 花精，會是個挺好的使用組合。在某些方面來說，Vital Core 花精可被視為也可被用於 Celestial Siren 花精之陰性互補。Celestial Siren 花精於 2009 年 11 月與 Vital Core 花精在同一個星期製作完成。 *Phragmipedium besseae* 是拖鞋蘭的品種，1981 年在秘魯被發現。我們在製作這個花精的過程中，這個蘭花要求大部分的製作步驟要在傍晚進入黑夜的時間內進行。在清朗無雲的黑夜中，一輪滿月照入微微被窗簾掩住的窗內，月光映在這朵蘭花與水缽上。這不只帶出了蘭花陽剛的質地，也讓此花精更能夠進入低層脈輪的陰影之處。
Vital Clarity 活力清晰 	*Phragmipedium besseae variety d'allesandroi, Phragmipedium kovachii & Amethyst* 鬍拉密鞋蘭、紫水晶	Vital Clarity 是「活力三組合」的第二個，Vital Core 花精幫助我們激起第2脈輪的陰影面；Vital Clarity 花精接著協助我們與下半身脈輪的能量重新校正，並讓能量體的基礎與內在深處的靈性渴望校正一致；Vital Light 花精則是用來更進一步讓靈魂的旅程進入神性之光以內。
Vital Light 活力之光 	*Phragmipedium besseae variety d'allesandroi, Phragmipedium kovachii & Kuan Yin Fluorite* 鬍拉密鞋蘭、觀音螢石	上述「活力三組合」的花精還包含了 Vital Core 花精 與 Vital Clarity 花精。Vital Core 花精 與 Vital Clarity 花精作用於身體下方脈輪，觀音精素則作用心輪以上的脈輪。 對於靈魂來說，神祕的光之載具～神聖幾何學構成的梅爾卡巴（Merkabah）晶體能量場受召喚而來。Vital Light 是正向、恢復精力、向上提升、與補充能量的花精。 回饋心得：一位芳療師連續使用 Positive Flow、Dragon 和 Vital Light 約一兩週，對能量提升頗有感覺。有更清晰的頭腦思考規劃工作，並更在意健康，對於日常生活中如何使力、如何休息更有意識。對意志力的提升也很有感，特別是「活力之光」，當日如果有重大任務，使用這支頗給力。
Vital Defense 活力防禦 	Defender from the Dark, Vital Core	這個花精用了 Defender from the Dark 花精和 Vital Core 花精。Vital Core 花精很接近 Sacral gates（低背的能量接受器），因此點燃命門的影響，並幫助我們去釐清第2脈輪的陰影。這個複方可以被視為是 Defender of the Source 的調整，攸關於靈魂真實目的並增加需要的覺察，而沒有我們總帶著的混亂包袱。

Vital Lift 活力提升 	New Vitality, Unicorn Clearing the Way/Self Belief, Shiva's Trident, Core of Being	這個複方等同於 Double Espresso 花精但加入 Core of Being 花精使之協調與安穩。此複方讓我們安穩，讓身體的核心增加能量，幫助我們覺得在退化的工作中能有毅力。
Voice of Courage 勇氣之聲 	*Stanhopea Havre des Pas* 奇唇蘭	這是針對太陽神經叢並深層療癒的主要花精，也是增添喉輪能量的花精，能帶來勇氣的力量以及對靈魂此生的深層目標有更新後承諾。太陽神經叢最有可能承受生命過程許許多多的「打擊」，這些在第 3 脈輪大大小小的影響經常被深埋藏於內在。 Voice of Courage 花精在較深的層面上能療癒太陽神經叢，儘管這是很陽性的花精，藉此卻能幫助我們睡得更深層且更久。 在 2010 年的 7 月 4 日~5 日之間製作的。
Walking to the Earth's Rhythm 大地頻行 	Paph. St. Swithin 芭菲爾鞋蘭	這個花精有兩個相互連結的過程，首先是回到 DNA 的原始能量印記。許多磁力跟其他電子的能量會干擾我們的以太結構，這個花精可特別修復喉輪的以太母體內非常陳舊的破裂。接下來，我們發現自己和諧地伴著地球的律動而行。這是安神並撫慰人心的花精，在深層冥想後能溫和地返回人間。學習如何並「以雙腳來傾聽」的方式行走吧。
Water Element 水元素 	*Vanda Gomalco's Blue Angel,* Aquamarine & Celestite. 萬代蘭、海藍寶石、天青石	這是一支關於淨化的精素，用來移除來自「體制內」的能量渣滓。在進入更高深的冥想之前服用此精素非常有效，能夠幫助我們維持健康體液的平衡。當你的狀況顯示需要滋養五行中的水，或是火太強的時候，皆可使用「蘭花水元素」。
White Beauty 純白之美	*Phalaenopsis Paloma* 蝴蝶蘭（菲律賓）	如同母親對待新生兒一般，以無條件的愛裹住一個人的氣場，那很是滋養也能夠減輕壓力，可以重振我們的精神並讓人適度地放鬆。人類或動物受創後可以使用。
Wingéd Gold 黃金翼 	*Grammatophyllum scriptum* 巨蘭（東南亞）	就像古老中式銅鑼的音色響起， 讓我們意識到靈魂的任務與使命之火的內在天命。我們無數次生命輪迴織錦的編造，在明瞭萬物一體的靈魂之舞的自然優雅中得以完整。以此花精帶來的寧靜冥想，我們便可以發現神聖的豐饒與生命流動的目的。

II

LTOE 蘭花花精

V
W

Wingéd Messenger 羽翼使者 	*Bulbophyllum frostii* 豆蘭	這是一支很好的花精，有助於顯化我們的目標。此花把喜悅帶入心中，同時也有扎根落地的能量。此花幫助人更加覺醒，並以一種振奮與輕鬆的感覺活在當下。這個花精希望我們能打直脊椎，不要無精打采，因此才能夠讓自己的心力更強大與開闊。無論經年累月下來阻礙我們的各種考驗與困難，此花讓我們感覺到小時候曾有過的歡樂與興奮。雖然我們已經面對過許多生命帶來的挑戰，但不要被這些艱難的回憶給壓垮。穿上「仙女鞋」和堅定地踏出腳步進入嶄新的一天，走上新的或至少是更新過的人生道路。 這個花精是一種「石蕊試驗」，與內在之旅在生命中的表現有關，如果我們走在自己深刻的靈性道路上，在使用這個花精時就會感覺到喜樂。但只要靈性道路與外在顯化之間缺乏一丁點和諧，那麼使用花精後的情緒反應就會減弱，因為這株蘭花就是要助我們重新調整內在。 此株蘭花是在越南海拔 1400 公尺高的常綠樹林中發現的品種。1926 年才初次被研究人員描繪下來。此花於溫室中最溫熱的區塊生長。
Wisdom of Compassion 慈悲智慧 	*Phalaenopsis Sussex Silk* 蝴蝶蘭	這個蘭花擁帶著慈悲施予一切眾生的訊息，溫和且清楚地召喚我們想要被製成花精。此花在佛陀成道日的月圓慶祝時刻所製作。在現在這種時代，這樣的能量很顯然是必須的。這個花精對我們能量的影響途徑之順序是：先進入 Ajana 核心，這是位於雙眉之間的很小卻能量強烈的點，也是靈性顯化的重要之處；然後此花開始以保護的能量圍繞著頭部，最後再進入頂輪。一旦守住了頂輪的「宮殿」，這個特別的花精會進入心輪，喚起完全盛開的「黃金蓮花之光」。若在冥想中，這個花精能夠深入抵達心輪入口，此花轉化性的能量會帶給我們的心喜悅和永恆之感，以及對萬有生靈的慈悲。
Wisdom of Compassion with Gold 慈悲智慧 + 黃金 	*Phalaenopsis Sussex Silk* 蝴蝶蘭、黃金	這花精有兩種，一種有加 24K 黃金，另一種沒有。有加黃金的此款更有助於矯正，例如若是某人想要處理自我毀滅的惡性循環的話，他們需要先對自己慈悲，而黃金能確保他們接受自己內心理解的基礎工作。在數週後，接著可以使用沒有添加黃金的 Wisdom of Compassion 花精。 對於治療師來說，瞭解 Wisdom of Compassion 花精（未添加黃金的那款）主要作用於「心輪」，「心輪內在聖殿輪」還有「頂輪」是頗實用的。加入黃金的 Wisdom of Compassion with Gold 花精，主要作用於「心輪」、雙眉之間的「Ajana 核心」與後腦的「夢點（Dreamtime Point）」。
Wood Element 木元素 	*Restrepia guttulata* and Malachite 甲蟲蘭、孔雀石	木元素特別能夠拉近我們與植物王國的自然之美的距離，此精素讓靈魂能夠優雅地上升，並且客觀地看待萬事萬物。此精素可以滋養五行中的木能量。

「10 種主題」含精油花精噴霧瓶

（50ml、 100ml）

花精品名	Angelic Canopy 天使保護傘	Being Present 處在當下	Clearing & Releasing 清理與釋放	Energy Matrix Protect 能量母體保護（EMP）	Gentle Sleep 溫柔好眠
藍瓶	奧圖玫瑰，葡萄柚	奧圖玫瑰，檀香，薰衣草	乳香，葡萄柚，檀香	樟腦灌木，沒藥，橙花	洋甘菊，檀香 奧圖玫瑰
黃瓶	洋甘菊，檸檬	檀香，橘子	杜松果，快樂鼠尾草，檸檬，檀香	乳香，檀香，岩蘭草	洋甘菊，快樂鼠尾草，檸檬，橘子

花精品名	Immediate Relief 緊急舒緩	Positive Flow 正向之流	Temple of Light 光的聖殿	True Beauty 真實之美	White Beauty 純白之美
藍瓶	黑胡椒，乳香，檀香	大西洋雪松，黑胡椒，荳蔻，杜松果	奧圖玫瑰	奧圖玫瑰	奧圖玫瑰
黃瓶	香草，岩蘭草	玫瑰草，檀香，檸檬，橘子	檀香，檸檬	黑胡椒，乳香，檀香	大西洋雪松

「11 種防禦與保護」含精油花精噴霧瓶

（50ml、 100ml）

花精品名	Celestial Defender 天空防衛 Defender from the Dark 黑暗守衛者 Defender of the Light 光之防衛者 Defender of the Source 防衛者之源 Defend and Protect 防衛與保護 Defend Protect & Purify 防禦保護淨化 Vital Defense 活力防衛	Shadow Defense 陰影防禦	Silver Shadow 銀色之影（僅噴霧）	Soul Shield+ 靈魂盾牌	Shield of Light 光之盾牌
藍瓶	沒藥，奧圖玫瑰，檀香	薑，檀香，奧圖玫瑰	樟腦灌木，沒藥，橙花	檀香，杜松果，葡萄柚	奧圖玫瑰，天竺葵，黑胡椒，薰衣草
黃瓶	大西洋雪松，樟腦灌木，檀香	大西洋雪松，樟腦灌木，檀香	乳香，檀香，岩蘭草	快樂鼠尾草，檸檬香茅	檸檬香茅，葡萄柚

常用蘭花花精

幸運水	Positive Flow 正向之流（幸運水）	睡眠放鬆	Rhododendron griffithianum 錦織杜鵑（白）
	Revelation 啟示（大幸運水）		Gentle Sleep 溫柔好眠
行運影響	Just Center 就是核心		Sleep of Peace 安穩之眠
	Light of the Soul 靈魂之光		Coming Home 回家
腦力工作閱讀考試	Settling with a Smile 微笑放鬆		Voice of Courage 勇氣之聲
	Memory Enhancer 調整記憶	消化清理	Centre Renewal 核心更新
	Knowing 了解		Internal Cleansing 內部清理
人生使命	Just Me 就是我		Silver Ghost 銀色之魂
	Life Direction 生命方向		Angelic Canopy 天使保護傘
	Blue Angel 藍色天使		Clearing & Releasing 清理與釋放
	Clearing the Way / Self Belief 清理道路 / 相信自己		Energy Matrix Protection 能量母體保護（電磁波）
	Fruits of Love 愛的果實		Silver Shadow 銀色之影（只有噴霧）
	Redemption Dream 清償之夢	創傷業力	Andean Fire 安地斯之火
	Positive Outcome 正向成果		Releasing Karmic Patterns 釋放業力模式
親子議題	Unveiling Affection 打開愛		Karmic Calm 業力鎮定
	Moon Child 月亮小孩		Night Soul 夜魂
	Love Beyond Love 超越之愛		Soul's Grief Release 靈魂悲傷釋放（母酊）
	White Beauty 純白之美	安穩急救	Immediate Relief 緊急紓緩
	Solus 獨生子女		Angelic Canopy 天使保護傘
	Fire of Life 生命之火（陽性、父親）		Soul's balm 靈魂之慰
	Furnace of Life 生命之爐（陰性母親）	保護防禦	Knight's Cloak 騎士斗篷
性議題	Love's Secret 愛的秘密		Protective Presence 保護現前（旅程順利、行李平安）
	Base Regulator 調節根基（過剩性慾）		Shadow Defense 陰影防禦
	Core Release 釋放核心（壓抑性慾）		Defend Protect & Purify 防禦、保護與淨化
	Life Cycle Renewal 更新生命循環（晚上）+Coming Home（早上）：女人五十主題		Celestial Defender 天空防禦
	DPS 三重奏組合 63 天：Crown of Serenity 寧靜之冠、Celestial Triangle 天空三角、True Connections 真實連結 DPS 活力三組合 63 天：Vital Core 活力核心、Vital Clarity 活力清晰、Vital Light 活力之光		Soul Shield + 靈魂盾牌（光工作者、療癒師保護）
			Shield of Light 光之盾牌
最高脈輪	Crown of Consciousness 意識之冠		Seeds from Time 來自時間種子
	Purity of Soul 靈魂淨化		Dragon Mask 龍面具
	Spiral of Light 光之螺旋		Higher Courage 更高勇氣

非洲大樹花精

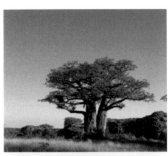

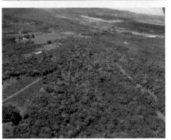

Platbos Forest 布拉伯森林

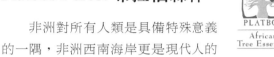

　　非洲對所有人類是具備特殊意義的一隅，非洲西南海岸更是現代人的古老家園。千年之前冰河時期淹沒大地，讓新進化的智人將近滅絕，神奇的是有少數智人在大災難之後存活下來，最近的考古發現，智人的岩壁畫可追溯到 7 萬年前，其人工製品也有 12 萬年前之久。

　　非洲大樹花精來自非洲最南邊、名為布拉伯的一座神奇的森林，森林裡面有 13 個當地原生大樹與獅耳花，附近海域有群聚鯨魚的海灣與麵包樹。布拉伯森林是古老千年現存老樹的地方，這裡是考古的珍寶，也是存有人類文化與心靈來源的線索。

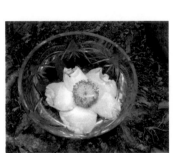

大樹花精益處

　　非洲大樹花精製作傳承巴哈花精的傳統，由布拉伯的樹所提供的花與葉，主要運作在情緒、心理與靈性層面。非洲大樹花精提昇我們的意識並且照亮「陰影」扭曲處，溫和地協助人去覺察、解決並且釋放那些再也無法協助我們達到更高美善的思考模式、信念、情緒和行為，讓人經驗到生命中更大的幸福感。

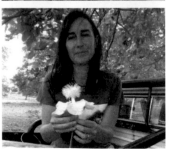

製作者 Melissa Saayman Krige

　　瑪莉莎身為非洲大樹花精的製作人，她帶著大愛和恩典、透過大樹花精來分享森林的療癒力。

她的先生 Francois Krige 是一位熱情從事保護、復育古老森林的重要人物。

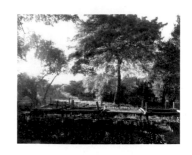

他們在 2005 年成為布拉伯森林的主人,一起生活在這座魔法森林保護傘下,孩子們 Ayanda 與 Gusta 在此學習森林生態,如何以「自給自足」方法、運用陽光與其他永續能量來源,盡可能和諧與永續生活在地球。他們開展出多項教育和造林計畫包括:森林散步、樹苗圃、為明天植樹。

20ml 滴瓶使用方法

放入 4 滴大樹花精在水杯或複方瓶,每天 3 次連續四週,可與花精的正向語一起冥想來增強大樹花精的效果。給動物時可外用於脈搏點或是動物耳後。使用大樹花精時請持續記錄下來夢境、回憶或升起的想法,幫助自己提升覺察舊有模式、感覺或信念是否被釋放出來。

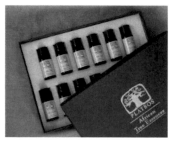

30ml 噴霧使用方法

大樹花精的能量搭配不同的南非本地精油,加上色彩精素、神秘學符號與水晶精素。色彩精素帶來大自然的振動品質,這樣的結合能將森林中豐富的原始氣氛搭配到最好。

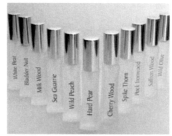

【挑選花精】最簡單的方法就是跟隨您的直覺:閱讀大樹花精的說明,觀察那一個最特別吸引自己,或可使用花卡、非洲大樹靈擺、肌力測試等方式。

【使用噴霧】噴於身體周圍、氣場、居家空間、聖壇或工作區,邀請來自森林的能量幫助淨化與提升。

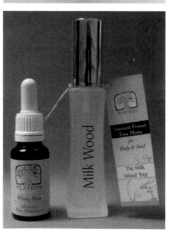

【香味說明】非洲大樹花精噴霧的香味不是來自香水,不含化學定著劑,因此不像香水味道能維持幾個小時。噴霧所搭配的味道是根據提升

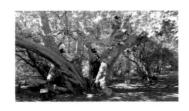

與轉化的療癒品質來挑選，這些味道有如「古老生長的森林味」，不分性別都會喜歡，在能量也有受益，小孩們特別喜愛。

【噴霧內容】蒸餾水、保存酒精、非洲大樹花精、南非當地植物（Fynbos）與其他精油、振動色彩精素、水晶精素。

【製作宣言】手工精細瓶包裝、沒有人工添加物、沒有動物性內容、絕不使用動物測試、南非當地製品。

樹名	非洲大樹花精	噴霧與搭配精油	對應色正向語
信心之樹：非洲野橄欖 Tree of Faith：African Wild Olive	非洲野橄欖在緊急需求、絕望和疲憊的狀態下很有用，提供我們所需的堅毅、力量和保護，在黎明前的黑夜中給予信心和毅力，它的意象是色調清晰的彩虹，橫越大海和藍天。這個花精開啟喉輪，鼓勵我們使用聲音自由表達，讓我們體驗到放鬆與安慰的力量。	＊噴霧效用：讓氛圍產生光芒，空間有氧，帶來更多活力，產生成果，幫助居住者能輕鬆地使空間有和諧感。 ＊噴霧用法：噴於喉輪處可增強說話與教學技巧，噴於能量氣場周圍。 ＊噴霧搭配精油：迷迭香、沒藥、南非洋甘菊。 ＊色彩精素：藍色	透過靜默和冥想，我連結生命源頭－靈魂之泉。我和生命合一
知識之樹：黑皮樹 Tree of Self-Knowledge：Black Bark/Bladder Nut 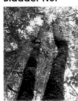	黑皮樹教導我們做神聖的自己是唯一所需，移除討好他人的需求，做回真正的自己，解放我們的生命力。我在謙卑之中，觸及內在的真實力量。黑皮樹帶領我們察覺到羞恥或不被愛的部分，幫助我們理解：我們是有能力去改變潛意識中的習慣行為，讓我們回到內心，感覺回到了家。	＊效用：讓氛圍更輕亮，淨化身體、情緒與3C電磁。幫助人在沮喪中感覺提升。 ＊用法：噴於能量氣場可平衡所有脈輪，對青少年的轉化時期很好，噴在肌膚上會讓人感覺到家了。 ＊搭配精油：乳香、茉莉、南非天竺葵、Wilde Els。 ＊色彩精素：金色	我的內在光暉是我給予世界的禮物，我散發光芒，在絢麗之中歡喜無比。
平靜之樹：櫻桃樹 Tree of Serenity：Cherry Wood	櫻桃樹的能量舒緩人心，這是一個平衡驚嚇、恐懼和創傷的花精。櫻桃樹可以解開受創後的"冷凍"，創造安全的自我療癒空間。櫻桃樹是一種很棒的安撫花精，溫柔地幫助人們在受創後重整回到生活軌道。 回饋心得 櫻桃樹是在心裡感到受傷時使用，整個心靈狀態由一開始的動盪不安到現在人很平靜，不會像當時戰戰兢兢，對很多事情感到懷疑。雖然偶爾還是會有傷心的感覺，但是觀察整體狀態仍覺得很好。	＊效用：多元和諧，提供可控制的架構，產生安全感，鼓勵與高我的連結。 ＊用法：針對壓力與焦慮，在創傷事件後帶來安穩，幫助睡眠（焦躁嬰兒可噴在枕頭），直接噴在肌肉疼痛處，緊張時可噴在太陽神經叢。 ＊搭配精油：甜羅勒、杜松、薰衣草、南非洋甘菊與天竺葵。 ＊色彩精素：紫紅色	外在世界反映了我的內在平靜，我是平靜。

寬恕之樹：硬梨樹 Tree of Forgiveness：Hard Pear 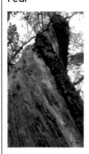	硬梨樹提醒我們所有生命經驗都是靈性演化的一部分，可以讓我們對事物開展的方式有更深的理解。即使是在痛苦的事件中，也能幫助我們看見樂觀的一面。硬梨樹的能量就像金色螺旋，如同我們的靈性成長無止盡地向上擴展。 當我們可以用靈性的層次來看待事物，就有可能寬恕他人或自己的所有過錯，讓強忍在眼眶中的淚水滑落，痛苦糾結得以釋放，自我療癒自此開始。硬梨樹可用來幫助釋放恨和苦楚，有益"創傷後壓力狀態"的人。	＊效用：多元和諧，提供可控制的架構，產生安全感，鼓勵與高我的連結。 ＊用法：針對壓力與焦慮，在創傷事件後帶來安穩，幫助睡眠（焦躁嬰兒可噴在枕頭），直接噴在肌肉疼痛處，緊張時可噴在太陽神經叢。 ＊搭配精油：杜松、薰衣草、南非洋甘菊、葡萄柚、岩蘭草與廣藿香。 ＊色彩精素：檸檬綠	我釋放過去舊有的評斷。現在，我重新發現世間萬物的完美。
直覺之樹：鐵樹 Tree of Intuition：Fine Ironwood 	鐵樹花精加強接納與直覺力，帶來專注與清晰。這個花精幫助我們看到更大的藍圖，以嶄新的觀點看待現狀。鐵樹能打開頂輪，連結我們的內在智慧，讓宇宙意識照亮我們的第三眼。	＊效用：讓空間恢復能量，增強火的元素。保護空間免於心靈的攻擊，封印能量／以太的洞坑與眼淚。 ＊用法：增進直覺，直接噴在頭頂或第三眼（小心避免噴到眼睛）。 ＊搭配精油：安息香、茴香、杜松子、檸檬草、南非洋甘菊。 ＊色彩精素：靛藍色	神聖智慧照亮了我的內在視野，我透過愛與光去看。
完整之樹：牛奶樹 Tree of Wholeness：Milkwood 	牛奶樹帶來深度連結和歸屬感，幫助我們回到地球上的家，和個人的力量連結，提醒我們以細胞的層次來看，我們都是一家人。這是一個提供滋養和支持的樹，能夠平衡缺乏安穩與不安全的感覺，幫助離婚或親友逝世時家庭結構改變的調適。牛奶樹對於惡夢和恐懼未知事物也很有幫助，能開啟海底輪。 *回饋心得：因為身體的疲憊與視成過世的靈魂，而想要使用花精。初見到牛奶樹的照片時，有種說不出的噁心感，但將花精拿在手上時卻感覺到一股刺痛的能量。使用期間有一連串身體狀況，然後才恍然大悟，以為看不見就是分離了，但能量仍然如同柔羽毛似包覆身邊。牛奶樹花精讓我有足夠的勇氣去經驗。*	＊效用：帶入或重新建立神聖感並錨定於靈性面。這是鎮定與固定的能量，呈現木元素的能量。如錨定能量的"容器"，散開浮渣，能與不同次元連結。 ＊用法：噴在腳底帶來札根感，搬到新家或是感覺戀家時，平衡不安全與脆弱感。 ＊搭配精油：芫荽、岩蘭草、南非天竺葵。 ＊色彩精素：紅色	我與地球同在，我心懷感激，接收和分享大地之母的餽贈，我值得享有豐盛。

幸福之樹：岩赤楊 Tree of Bliss : Rock Alder 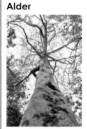	岩赤楊有清新的青春活力，可以平衡陽性與陰性能量，並開啟臍輪。這個花精能協助維持關係中的界線和平衡，適用於過度理想化伴侶的時候、以及有"依存"議題的人。岩赤楊花精可以幫助我們表達內心深處的感覺，在親密關係中培養更多真實與和諧。	＊效用：岩赤楊的影響看似安靜、如月光照耀的湖面，可帶心靈回到家園的安穩與恢復。可緩和狂熱的能量，提供平靜的內在核心。 ＊用法：平衡內在陽性與陰性力量，增強性慾、關係和諧，維持關係的界線。 ＊搭配精油：橘子、苦橙葉、岩蘭草、南非過江藤。 ＊色彩精素：橘色	我內在的陽性與陰性能量達到神聖的平衡，這樣的和諧反映在我所有的關係之中。
安慰之樹：番紅花樹 Tree of Comfort : Saffron Wood 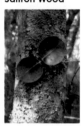	番紅花樹是給那些在生命中容易衝撞受傷的柔軟靈魂，以及情感深刻細膩的人。這棵樹的能量能安慰受傷、失落、悲傷和哭泣。番紅花樹能幫助人說出困難和恐懼，有益於戀家的小孩或很難適應學校生活的孩子。這個花精也適合撫慰過度保護子女的父母，他們會莫名地擔憂小孩的安全。	＊效用：帶來居家的喜悅和樂觀，讓家裡注入正向並洗刷舊有模式。在淤塞的區域可使之有活力與生氣。 ＊用法：敏感的靈魂、有同理心的人與孩童，容易吸收他人的能量與情緒包袱，此花精可創造安全的關係，讓人保護與安穩。 ＊搭配精油：沉香子、黑胡椒、佛手柑、安息香、Wilde Els。 ＊色彩精素：銀色	我相信心之智慧，我信任生命的進程。
啟發之樹：海烏樹 Tree of Inspiration : Sea Guarrie 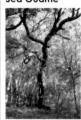	海烏樹擁有閃爍熱情的能量，就像流動的陽光能更新生命。海烏樹幫助我們重新找回生命基底、興奮與熱情。這是振奮人心的樹，可以激發創造力，帶來新能量，光彩照耀我們的生命旅程。這個花精可以提振冷漠與不起勁。	＊效用：讓黑暗暗角落發光，擴展能量，帶來清新與光，能錨定能量結構、幫助人連結到更深層次的家園。 ＊用法：解決藝術家的困境，帶來感覺提升並增加創意，可幫助無法專注與3C科技使用過多的人。 ＊搭配精油：佛手柑、快樂鼠尾草、檀香、南非過江藤。 ＊色彩精素：土耳其藍	愛是靈感和喜悅的源頭，我在生命中創造美麗的奇蹟。
慈心之樹：荊棘樹 Tree of Loving Kindness : Spike Thorn 	荊棘樹有強烈的能量，代表基督意識，能點亮我們的心輪。荊棘樹能柔軟人心，教導臣服的真義，鼓勵真實自我的展現，人的話語變成像鳥兒歡唱的自由之歌。荊棘樹以愛與奉獻，順應生命之流，化解限制、苦澀和憤怒的感覺。	＊效用：幫助設立目標、讓人錨定與引導能量流。運用思考的力量，引導能量有成果。也可用於保護。 ＊用法：平衡心與放下過去的心痛，可直接噴用在心輪處，或噴在能量氣場，連結到無條件的愛與接受。 ＊搭配精油：檀香、月桂葉、薑、南非狹長葉鼠尾草。 ＊色彩精素：綠色	我打開我的心門去愛，愛轉化我的世界，我是愛。

喜悅之樹：白梨樹 Tree of Joy : White Pear 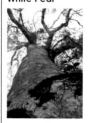	白梨樹連結內心深處的渴望，這是鼓舞人心的樹，讓你打開眼睛看見生命之美。白梨樹有欣喜活躍的陰性能量，可以加強自我接納，打開心房。只要你願意承諾去追隨天命對你的期許，白梨樹會幫助你找到人生的道路。當你需要顯化生命的豐盛時，白梨樹會是你的好選擇。	＊效用：帶來與和諧整體的元素，可鼓勵人對目標有清楚的洞察力。運用此花精來產生空間的流動。 ＊用法：噴在能量氣場可平衡無法接受自己的感覺，連結自己的美麗與喜悅。當自我批評的時候可使用。 ＊搭配精油：芫荽、乳香、依蘭、廣藿香、南非五月岬。 ＊色彩精素：珊瑚粉	我很完美，我愛全部的自己、擁抱自己的存在，我看見和歡慶他人的完美。
光華之樹：樸樹 Tree of Light : White Stinkwood 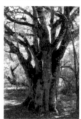	樸樹有巨大的振動能量，這個花精開啟頂輪，幫助你調整到與高我一致，連結靈魂目的和內在指引。提供氣場保護，幫助想發展通靈的人。樸樹花精適合用於當你正想讓內在意圖在現實中展現、以及生命轉換和改變的時期。	＊效用：以微風讓能量流動，讓風（氧氣跟行動）可進入空間中，此花精用於需要"新鮮空氣"的狀況。讓人與空間連結，讓人感覺到自己身處家園之中。 ＊用法：冥想時可連結高我，增強療癒能量，連結指導靈，有益於療程之後的空間清理。 ＊搭配精油：絲柏、苦橙葉、岩蘭草、南非當地野生迷迭香。 ＊色彩精素：紫羅蘭色 / 白色	我是閃耀之光，我的生命源頭是愛。我的光轉換了世界，我和光明同在。
勇氣之樹：野桃樹 Tree of Courage : Wild Peach 	野桃樹強而有力的能量幫助你連結個人力量，並培養勇氣和信心，帶來專注與清晰，就像清澈亮光在前方道路閃耀。這個花精能夠改善猶豫不決和拖延。在面臨壓迫驚嚇時，野桃樹能幫助你觸及內在勇氣，說出你的真理。這個花精能開啟太陽神經叢。	＊效用：讓能量旋轉向上、向外，全面擴展和樂觀能量，可以點亮驚嚇與遲鈍。 ＊用法：幫助專注與學習，幫助人做決定，噴在太陽神經叢可增加信心和勇氣。 ＊搭配精油：杜松、甜橙、薰衣草、橙花、玫瑰草、南非當地布枯。 ＊色彩精素：黃色	我有勇氣創造我的生命實相，說真實話語，跟隨我的天命，我信任內在的指引。
生命之樹：猴麵包樹 Tree of Life : Baobab 	這就是我！在物質界上我十分落地，完全活在當下，錨定於天堂。所有我的需求皆得照顧。從這樣豐饒的基礎上，我與世界分享獨特的天賦。帶著感恩我給予，我接受。	＊搭配精油：安息香、野生檀香、乳香、纈草、豆蔻、柑橘、野生永久花、鮮苔。	
鯨魚之聲 Whale Song Wisdom Essence 	這個精素給"光工作者"，帶來保護與毅力，適合在特別艱難的任務或感到暫時失去動力時使用。汲取亞特蘭提斯的力量，鯨魚之聲精素會幫助你進入深層的冥想狀態，直接進入我們的古老傳承。	＊用法：冥想使用並增強療癒過程。溫柔的噴在身上、氣場、家中或聖壇，香味是純粹與光芒，就像早晨散步時沐浴在南非沃克海灣（位於森林附近的沃克灣是鯨魚的避難所 / 聖壇）。 ＊搭配精油：岩玫瑰、乳香、沒藥、南非野生迷迭香。	

花精之友應用手帖

獅耳花
Platbos Lion
Fynbos

獅耳花與非洲傳說中不可思議的獅子之星分享你的夢想,獅子之星看望著大地之母與其所有創造,用強大的力量幫助你,讓你的真心渴望能夠實現,進入光芒神性力量,知道自己正受到光的保護與支持。

＊用法:在冥想時可增強氣場,讓人清晰與專注,內心對眾生的希望能夠實現。在使用花精噴霧時,請深入閱讀花語,獲得對獅子星門噴霧的更深理解,溫柔地噴在身上與氣場、家中或聖壇,就像銀河照亮了南非的黑夜一樣。
＊搭配精油:岩蘭草、獅耳花、Wilde Els。

非洲大樹花精特質整理

大樹名	脈輪	負面狀態	正向特質	支持花精
非洲野橄欖	喉輪	沮喪、絕望、無望、缺乏耐心	信念、耐心、堅忍	岩赤揚
黑皮樹	薦骨 太陽神經叢	同儕壓力、缺乏自尊、自憐、脆弱	開放、平衡、自信	番紅花樹
櫻桃樹	頂輪 海底輪	憤怒、無望、缺乏自尊、驚嚇、恐懼、創傷、脆弱	平和、沉著、寂靜	硬梨樹
鐵樹	第三眼	分心、無靈感、頑固思考	直覺、清晰、洞見	野桃樹
硬梨樹	心輪 太陽神經叢	絕望、悲傷、創傷、驚嚇、恐懼	接受、平靜、寬恕	櫻桃樹
牛奶樹	海底輪	疏離、耗盡、無望、寂寞、同儕壓力	落地、連結、支持	樸樹、荊棘樹
岩赤揚	薦骨	佔有慾、無法享受	和諧、創意、感官享受	非洲野橄欖
番紅花樹	喉輪 第三眼	悲傷、自憐、驚嚇、恐懼、創傷	支持、保護、滋養、自信	黑皮樹
荊棘樹	心輪	疏離、憤怒、缺乏耐心、頑固思考	愛、善、慈悲	牛奶樹、樸樹
海烏樹	心輪 喉輪	沮喪、耗盡、延遲	振奮、鼓舞、創造	白梨樹
白梨樹	海底輪 薦骨	無自信、絕望、無望、寂寞、佔有慾	喜悅、美麗、接受自己	海烏樹
樸樹	頂輪	疏離、沮喪、延遲、頑固思考	散發、淨化、聖潔	牛奶樹、荊棘樹
野桃樹	太陽神經叢	分心、無法決定、缺乏耐心、延遲	勇氣、專注、培養力量	鐵樹

註:「支持花精」是當使用大樹花精時有好轉反應或覺察危機時,可能是強化負面感受或是對過去舊有的模式,您可加用「支持花精」來讓阻礙被接受、祝福與釋放。

情緒狀態	非洲大樹花精建議	情緒狀態	非洲大樹花精建議
1 疏離	牛奶樹、樸樹、荊棘樹	11 無法決定	野桃樹
2 憤怒	櫻桃樹、荊棘樹	12 難以適應	樸樹、番紅花樹、黑皮樹
3 沮喪	樸樹、海烏樹、野橄欖	13 難以專注	鐵樹、野桃樹
4 自憐	黑皮樹、番紅花樹	14 無自我價值	黑皮樹、白梨樹、櫻桃樹
5 耗盡	牛奶樹、海烏樹	15 沒有靈感	鐵樹
6 絕望	硬梨樹、白梨樹、野橄欖	16 缺乏信心	黑皮樹、番紅花樹、白梨樹、野桃樹
7 佔有	岩赤楊、白梨樹	17 沒有耐心	野橄欖、野桃樹、荊棘樹
8 寂寞	牛奶樹、白梨樹	18 學習困難	黑皮樹、牛奶樹
9 悲傷	番紅花樹、硬梨樹	19 創傷症狀	硬梨樹、櫻桃樹、番紅花樹
10 延遲	樸樹、野桃樹、海烏樹	20 僵化思考	鐵樹、樸樹、荊棘樹

大樹靈擺使用

＊先詢問靈擺的許可，是否願意一起工作。

＊問題要用 Yes 是 /No 否的方式。

＊問題跟明確意圖要清楚，下一個問題前，要讓現在的靈擺先停止再繼續。

＊基本問題：「設定選出幾個數量的花精」、「需要的負面狀態 / 正面特質是哪一個」、「這個主題中必要的花精是哪一個」、「至今選出來所有的花精可以搭配成複方嗎」、「最後的選擇結果是正確的嗎」、「這個花精需要幾滴加入搭配複方瓶中」、「每天使用次數 / 滴數設定是必要的嗎」、「每天使用次數 / 滴數為何」等⋯。相關資料與練習請參考非洲大樹花精專業課程。

＊大樹靈擺為自然落枝後請南非藝術家手工製作，歡迎洽詢特別訂製。

＊使用日曬和蜂蠟來淨化。

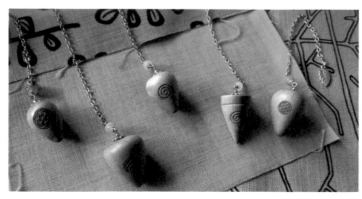
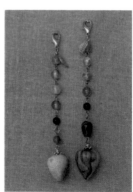

HIMALAYAN FLOWER ENHANCERS
喜馬拉雅山花朵促進精素
來自印度、澳洲與世界的花精

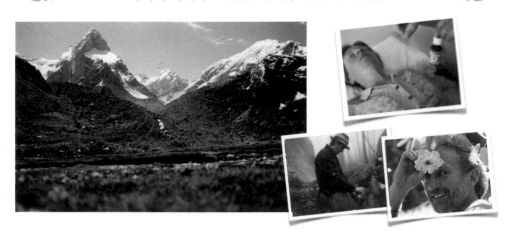

喜馬拉雅山花朵促進精素（Himalayan Flower Enhancers）在有著佛陀與許多聖人開悟地、世界最年輕的喜馬拉雅山脈中製作出「印度花精」，以及澳洲最南方之島、七十八萬年前岡瓦那人陸古老森林中、製作出能與集體意識連結的「蘑菇精素」。

製作者湯馬亞帶著愛與意念親自製作與監督，讓花精與精素能量療癒自己與他人，願您也可以親自享受這份山脈與森林帶給我們的獻禮。

製作者：湯馬亞 Tanmaya

喜馬拉雅山花朵促進精素創辦人湯瑪亞，他於 1990 年代在喜馬拉雅山麓冥想時，聽到來自花朵的指引而開始製作花精。隨後回到於澳洲家鄉成立花精中心，製作當地原生的花精、

礦石精素與蘑菇精素。帶給您印度、澳洲與世界的美好花精能量。

花精與精素選擇

您可從閱讀說明、運用直覺、使用靈擺、運用肌力測試，或注意哪一瓶跳出來，或直覺受到哪一個精素所吸引。

花精與精素使用

滴瓶可舌下使用 1~2 滴，或滴於身體周圍能量層。空間噴霧含澳洲當地精油，請外用噴於身體周圍或空間使用。

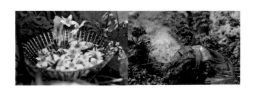

	脈輪花精
Down to Earth 腳踏實地： 海底輪 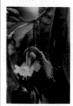	強化性與生命的能量，有助於性冷感、性慾帶來的創傷、物慾生活內的焦慮、無法札根、微妙或隱性的恐懼、壓力、遲緩、缺乏動力。
Wellbeing 幸福：臍輪 	加強與自我能量與自我中心的連結，刺激創意與整合情緒。此花精允許我們「如是而活」，幫助我們滲透內化的憤怒、生產時的創傷、對死亡的恐懼。
Strength 力量： 太陽神經叢 	強化個人的獨特性、真摯之情、誠懇之心、自我價值、創意表達以及自愛。並有助於提升低自尊、降低不安，改善個人力量的缺乏、生命目標的缺乏、動機的缺乏、無望感、抑鬱。
Ecstasy 狂喜：心輪 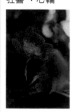	強化我們的愛、慈悲、真摯之情、真心真意、情感深度、意識擴張與對世界之愛的感覺，利他之心、分享動力、同理心以及超越個人的愛。 此花精有助於我們經歷心的充實感。有助於轉變僵化、刻薄、嫉妒、不為所愛、對他人過度批評、心灰意冷、缺乏信賴、情感保留及易怒的狀況。
Authenticity 真實：喉輪 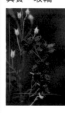	強化我們的表達能力、溝通技巧、創意、鑑賞力、夢話與想像力。有助於降低害羞、講真話的恐懼、忐忑不安，改善缺乏堅定與不願意變通的情況。

Clarity 清晰：第三眼 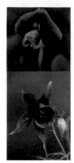	強化我們的清晰度、概念、直覺、靈性的領悟、冥想與千里眼之能力。有助於改善注意力不集中、方向感；能平衡過多的性能量。降低孤立無援、疏離、毫無意義的感覺。
Flight 奔放煥發：頂輪 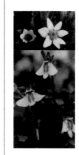	強化合一之感、冥想、祈禱、身心靈的統合。有助於降低分離、孤立、缺乏意義、低微、無關緊要的感覺。
Gratefulness 感恩 	強化宇宙之愛、四海之內皆姊妹弟兄的情誼、跟世界共享、美妙與驚奇的感覺。有助於降低自我中心、自私以及充滿論斷的態度。支持我們接受自身與他人的美好。

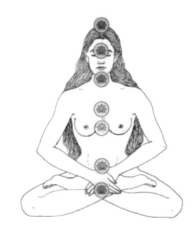

印度花精	
Astral Orchid 星際蘭花 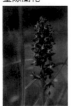	和第三眼更高的八度音程有關，用於連結我們更高的自我。與更高的能量對頻，接收訊息。
Aura Cleansing 氣場潔淨 	在能量場內，此花精以增添輕盈與光彩來清理氣場並讓氣場煥然一新。噴灑於身體上或家屋四周，非常適合用於泡澡以及水氧機之中。
Blue Dragon 藍龍 	加強集中專一性與心理上的聚焦，非常適用於冥想。
Cedar 雪松 	給予我們腳踏實地的力量、勇氣、穩定性和活力。並鼓勵我們把根深深札入后土之內，所以我們的枝葉能夠往天空伸展。
Champagne 香檳 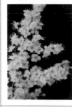	用於歡慶，是一支輕快愉悅的花精。
Childrens Flower 孩童之花 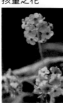	這是一支針對孩童的防禦性花精，能夠幫助他們維持與自然世界原始且尚未被腐蝕的連結。此花精能召喚歡愉，喜悅，玩興，純真，與恢復力。此花精可讓成人與他們的內在小孩連結，也對焦躁的動物頗有益。

Chiron 凱龍 	給予我們一種洞見，覺察出阻斷我們與自我本質連接並妨礙我們活出真理的傷口。對治療師來說，此花精能召喚薩滿的能量並淨化個案體內被截斷的能量點，亦能淨化占星學上凱龍穿越的現象。 心得回饋：一年來兩位親人雖世，本來以為凱龍是支溫柔的花精，吃起來應該是不會太強勁，但凱龍完全讓我見識到以柔克剛的威力！ 使用後會想起任何關於長輩的小事情，眼淚也會隨之落下，最後選擇讓自己好好的大哭，哭完之後覺得心裡本來溢滿胸口的悲傷放晴了。
Expansion 心輪擴展 	特別用於胸部，能打開並釋放壓力，給心輪帶來壯闊之感。
Gateway 閘口 	有助於我們處在過渡期、人生的重要階段、靈魂的黑夜。此花精在我們內在混亂時，能給予力量、勇氣、與恢復力。
Golden Dawn 金色拂曉 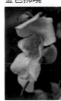	此花精功效對女性特別好，能釋放她們來自於男性主導且圍繞於性、心理、情緒、身體的虐待。因為在男性為主的社會生長所產生的制約，女性會把內在的限制加諸於她們的陰柔面向上，而此花精則帶來覺醒。
Heart of Tantra 譚崔之心 	在根輪與心輪之間創造出了光圈，特別對於男性來說，此花精以心輪連接了太陽神經叢，因此把性的「權力」的焦點轉移到「愛」。

Happiness 快樂 	激起由內而外散發的光輝,帶給我們遍及全身的一抹微笑,一陣舒心的煥發,並放鬆我們的頭腦。	**Opium Popp** 罌粟 	有助於擺脫根源於過去的上癮模式以及強迫行為。	

| **Healing** 療癒
 | 帶著我們與自然內最基本的生命力量接觸,對身處高度都市化環境、在市區內工作的治療師特別有幫助(可直接塗抹於腹部,或是任何明顯缺乏能量的地方)。 | **Pink Primula** 粉紅報春花
 | 打開我們純然的歡喜心以及生氣蓬勃的歡樂。 |

| **Hidden Spendour** 隱蔽輝煌
 | 帶出我們的內在美,幫助我們種種不值、侷限、低微與渺小的感受。 | **Pluto** 冥王星
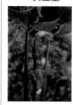 | 能夠滲透憤怒與挫敗,是一支強而有力的花精。擁抱我們本性之中被遺棄且「更黑暗」的面向。此花精可以把力量以及清晰帶入我們星盤內冥王星所在的面向,並能減輕「冥王星穿越」所帶來的不適。 |

| **Isan(Neem)** 溈山苦楝
 | 有助於整合身心靈,並且以此創造出溈山禪師所言及的智慧支柱。工作坊療程與冥想後頗適合使用此花精。對於釋放靈體或是心靈的干擾而言此花精頗有威力。 | **Purple Orchid** 紫蘭花
 | 為我們打開向內之門,能接近內在更深的奧妙。適用很難把焦點往內的人。 |

| **Let Go** 放下
 | 一朵雙魚座之花-此花精讓我們溶解於當下,於放鬆之中,於臣服之內。有如「棄槳讓小船帶你順水漂流」一般。適用於催眠與專人引領下的觀想,幻想,夢想的療程。 | **Rock Primula** 岩石報春花
 | 此花精帶來安靜地接納或是與我們內在美的連結-無論你身旁發生了什麼事。 |

| **Nirjara 1** 悟入一
 | 非常適用於任一「解放舊有思想與信念」的療程。只要你擁有改變受制約之態度與行為模式的自覺目的,此花精便有助於消去細胞內過時的印記。 | **Sober Up** 清醒
 | 此花精有札根的特質,能平衡頭腦中過多的能量,並可以幫助有藥物濫用或酗酒以及相關問題傾向的人,給予他們平衡與穩定。 |

| **Nirjara** 悟入二
 | 能於心智體上解除我們的制約,有助於溶解舊有的思想型態以及不再適用的模式。此花精支持我們對生命有新鮮反應,不受基於過去的期待或恐懼所打擾。 | | |

72

Trust 信任	在萬事萬物的全貌之中,帶我們來到信任的園地－這是我們此刻需要前往之處。此花精也能治癒情人間的創傷,讓更高境界的結合發生。
Vital Spark 活力火花	此花精能夠特別在受驚嚇、創傷、恐懼等極端的情緒之下增強活力與生命力,也適用於焦慮的動物以及移植而受驚的植物。
White Orchid 白蘭花	此花精與心輪的八度音程有關,能夠藉此通往心的天使領域、慈悲以及至福。

澳洲與世界的花精與精素	
Endurance 耐力	減輕年老時不再適合的態度與信念系統,清新、活力與耐力的支援。
Goddess 女神 (印度、中國) 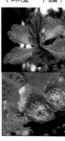	能強化內在的女神,所謂智慧的女人。此花精能召喚美麗、優雅、接納的能力、耐心、愛、陰性的力量。此花精也代表月亮 / 維納斯的力量。

Rapa-nui 帕拉努伊 (復活節島)	能召喚大地的能量,療癒生命過往的傷痛,讓我們融入蓋亞的智慧之內。此花精是以復活島最古老的聖地之海水、島上最大的火山內的黑曜石、加上名為米拉大溪地(Mira-Tahiti)的花朵在月亮的陰影之下製成的。
Lotus 蓮花	此花精能強化頂輪。配合冥想使用極佳。對於整個人體系統來說,此花精是通用的滋補劑與清潔劑,此花精在金牛座的滿月之下製作。
Morning Glory 牽牛花	帶著熱情迎接早晨!此花精強化生命力並滋補整個神經,降低我們緊張的行徑。有助於斷絕例如抽菸等上癮的習性。可改善夜晚的躁動不安。
Renaissance 文藝復興(巴西)	代表重生,幫助我們釋放情緒上對過去的依附,支持逆境下的探尋者,讓他們理解,無論外在的環境或是情況為何,綻放皆會發生(在雙魚月亮之下製作)。
Veil of Dreams 夢之面紗	引領我們踏入夢境的面紗,進入了奧秘之中。非常適合睡前使用,能強化有意識地作夢的能力。 在靈性工作上,此花精可與「清晰花精(Charity)」和「藍龍花精(Blue Dragon)」並用。
Warrior 武士	陽性力量、腳踏實地的能力、勇氣、男性性慾、達成目標的能量。此花代表太陽 / 火星的能量。
Tracking 追尋軌跡	為自己或個案(客戶)的困難,帶來清晰的理解、專注、洞見。

| **Transmutatio**
翻轉（澳洲）
 | 這個花精有幫助人掙脫皮囊的品質，說出口。就像毛蟲織出蛹準備沈睡而蛻化，在成為美麗的蝴蝶時才會從夢中顯露出來。此花精可放下過去模式、讓新的事物呈現出來～新事物或從來沒想過的事情皆有可能。帶給人不只是轉變、是更為翻轉的進化。
這個花精在 2016 年 11 月、每 68 年一次的「超級滿月」的大月圓時所製作。 |

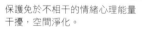

澳洲聖地古拉伽的花精與精素

Gulaga Crystal 古拉伽水晶 	在 Gulaga（母親）與 Natchanuka（兒子）共享的石英脈所製作，賦予能落地實踐的遠見，重新和宇宙本源連結。
Gulaga Orchid 古拉伽之蘭 	敞開心房，原諒自己和他人。
Peace 平靜 	打開內在通道，接收生命能量，放鬆深入當下，接納生命原來的樣貌。
Protection 保護	保護免於不相干的情緒心理能量干擾，空間淨化。
Synergy 協力合作 	加強「萬物互相依存」的群體意識，協力合作。

Repatterning 重塑 	協助打開自己，接收新訊息，穩固在身體之中，重新啟動能量通道，與自己擴張的覺知保持同步。
Sludge Buster 淤泥炸藥 	很棒的春天淨化，適用於所有骯髒陰暗的角落。
Womb with a View 孕育視野 	清楚認出那些我們在子宮內接收到，但並不屬於我們的能量，不符合我們生命更高目的，釋放它們。
Gulaga 古拉伽 	適合用於轉化的花精。曝露與清理所有我們生命旅程中不再需要、不適合的事物，幫助我們重新和人生使命校對。日蝕時，使用紅磨菇在 Gulaga 的神聖地點所製作，此聖地位於澳洲東邊海域的南海岸
Spider Fungus 蜘蛛菇 	顯露出第一脈輪的原始傷痕和功能失調，特別是關於性能量議題。

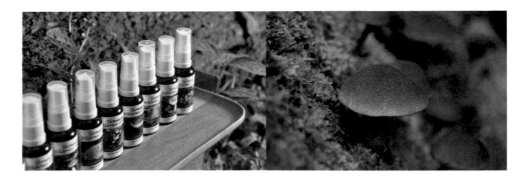

TASMANIAN WILDERNESS ESSENCES
澳洲塔斯馬尼亞島
野生蘑菇精素系列

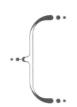

喜馬拉雅山花朵促進精素（Himalayan Flower Enhancer）創辦人湯瑪亞（Tanmaya），經過多年在澳洲的研究與實驗，湯瑪亞於 2014 年在日本發表 11 年研究度新系列～「蘑菇精素」。花精之友也在 2017 年 3 月開始引進蘑菇精素與喜山花精，將來自年輕山脈與古老山脈的植物能量與各位分享。

湯瑪亞在 2003 年的秋天感受到一股強烈的牽引力量拉向塔斯馬尼亞，他遇見了澳洲最古老與高大的樹木，並與「他們」同坐、感覺森林的能量與智慧流入。他在這個老樹保育區，發現到各式各樣大小、形狀、種類的蘑菇與真菌，帶出大紅、大紫、亮橘、亮黃與由深至淺的大地色彩。

於是他收集了古香桃木根部的真菌、樹葉、樹皮、泥土，與好友 Dr.

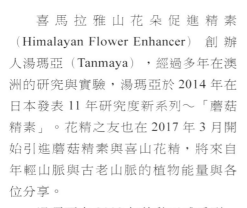

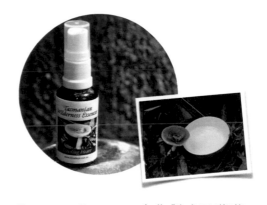

Rosemary Beaumont 合作製成了蘑菇精素，用來幫助我們與地球長者的頻道調和。

＊蘑菇精素有 22 種，15ml 滴瓶可舌下使用，30ml 空間噴霧因含澳洲當地精油，僅限外噴於身體周圍或空間使用。

＊選擇精素：閱讀說明、運用直覺、使用靈擺、運用肌力測試，或是注意哪一瓶跳出來，或感覺受到哪一個花朵所吸引。

V

澳洲蘑菇精素

Ancient Myrtle 古香桃木	他是曠野森林中的巨人，古香桃樹散發出強大存在感的實體，祈請宇宙的連結與覺察。古香桃樹的能量提醒人類意識是開啟宇宙的入口。

Assimilation 深層療癒	清除卡在第二脈輪與第三脈輪的緊繃，深層療癒身體、情感與家庭的痛苦。這個蘑菇是不可思議的療癒者，帶來平靜、和諧與放鬆。

Bleeding Heart 淌血之心	這是天賜的神奇禮物，在堅穩的平衡中，讓人安靜和諧地去覺察與感受世界的苦痛，這個花精帶出基督願為世人流淌鮮血的慈悲。在遭逢巨大苦難時，「淌血之心」可協助深層淨化有情生命的心。

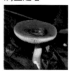

Buddha's Ears 佛陀之耳	具備敏銳的聽覺，靈敏感知所處的世界，消融分離的概念，合而為一。這個精素讓能量延展擴張，消解「困結」－這些是阻擋我們相連的障礙，解開情感關係中的結、自我中心創造的結，鬆開我們自己所創造的障礙，帶來解決之道。

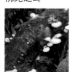

Fierce Love 熾熱之愛	愛能與這個精素共振，強烈喚醒新的狀態－完整就在當下顯現。可去除所有腦袋中的擔憂和瑣碎想法，引領我們回到當下此刻，篩除心靈與想法中的垃圾，淨化清理，帶領我們回到幸福中，感受到當下的光明與清晰。

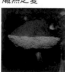

Coming Home 返回家園	帶來釋放，放鬆和復原，讓你能夠活出完整真實的自己－不受任何外在期待與順從的影響。就像是修剪掉那些不再需要卻看似堅固的習性能量，並讓我們得以啟動自我成長。 主要能讓胸口能量加速，上半身感受到能量擴展，創造深層的平靜，讓人安好舒適。

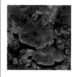

Delight in Being 輕鬆自在	喚起了存有世界的輕鬆自在，怡然自得、包容、靜靜地存在，這是一種活潑熱情的相連，連結到蘑菇世界與森林中的小矮人們，一種完整的歸屬感。

Get Down 落地扎根	加強第一脈輪的活力，讓感受力增強，使得日常的性能量與身體活力穩定札根。

Green Earth 綠地球	提供持久的平靜與滋養，擁抱大自然，釋放身體的緊張，這個蘑菇的肥沃豐饒是森林的能量。隨著這股能量，讓來自社會中的悲傷、騷動與混亂的影響安穩下來。

Giant Eucalypt 尤加利巨樹	我的身體是地球，地球初始之時，我已經存在。我是森林與高山、海洋與所有生物。 世間萬物都是我的化身體現，我悄然無聲，安然自若，耐心守候，始終如一。 尤加利巨樹可穩定轉世於身體中的靈魂。

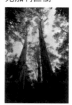

Liver Lover 愛活	淨化身體通道、並為第三脈輪帶來放鬆和釋放。昇起對身體所有器官的讚賞與感激，感謝他們的運作。

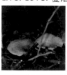

Kelp 綠藻	柔軟靈活、適應、流動與接納，這是綠藻賜予的禮物。隨順生命之流而活，接納生命中所有發生的人事物，流動中感覺安穩，倘徉在海洋般廣闊的連結中。卸下壓力，剝除我們對生命的抗拒。

Orange Trickster 橘魔法師 	魔法師的訊息和行動是「放下」。特別當愛受到阻塞之處，放下想法、信念和緊張，轉換、迅速從「這些狀況」中恢復。魔法師要撼動那些看似堅固的結構，允許愛自由流入。當您體驗時會感受到活力朝氣、鼓舞、不顧一切的勇敢、光明。
Pagoda People 塔菇家族 	塔菇家族是小小的黃橘色磨菇的家族，圍繞著一個塔型磨菇。在森林中，塔菇族就像是小孩，這是一種整體相互依存的感覺，活潑快樂，歡慶活著的喜悅。
Past Lives 過去前生 	能夠處理與虐待、性、死亡有關的深層創傷（緊抓在第一脈輪），帶來個人與集體層次的療癒。這些造成重大影響的創傷，形塑了某些固定的模式和習性，奔流在生活、生命事件與關係中。 透過這個蘑菇精素的協助，讓痛苦都能夠返回到創傷源頭（能量造成習慣之處）並且被更新。撼動最初創傷中遺留下來的模式，讓我們能夠察覺，並且重新去理解，對於固有的模式與影響擁有更深刻的洞見。
Radiant Light 閃耀之光 	在日常生活中擴展意識，帶來深層放鬆，輕鬆自在不費力的存在，活在當下的喜悅與光彩。
Red Ganesh 紅色象神 	讓我們去重新體驗困境與障礙，而能開展並迎向光的水平擴張，拓展寬廣的意識。 我們會感受到障礙所帶來的所有不愉快，然後隨後光的發散而消融，所有困難將一掃而空。
Red Kali 紅色卡莉 	揮灑著女性能量與狂野烈愛，她開展了永不停歇的靈性旅程，直達生命的核心，燃起熱情的表達。她的能量就像是女性星球—火星、「陽性」的女神、「勇猛無懼」的女神、野性女神 — 卡莉。

Sorrow 釋放悲傷 	幫助無法深入連結內在傷痛與失落的人，他們甚至無法意識到這些悲傷塑造了自己當下的生活、行動和決定。這個釋放的過程非常深刻，需要一些時間讓這些悲傷逐漸展開。
Stairway to Heaven 天堂之梯 	這種白色的珊瑚菌菇生長在古老的香桃樹下，使我們了解到自己提升意識層次的可能人生道路與生命進展的下一步。 在轉換與過渡時期，可以使意識急速進展擴張—調整個人，洞燭先機，領先群雄。意識潮流會升起，漫流過整個身體，清除不再需要的殘渣。
Simplicity 簡單 	提供深層放鬆與自我接納—無作無為、不尋找問題、不試著修補，只是靜靜地感受到內在覺醒的本質。
Singularity 合一靈芝 	協助人們回到宇宙本源的懷抱，就像白度母、神聖與真實存在的母親。您將沐浴在白光之中，啟動內在身體到更高層次的頻率。

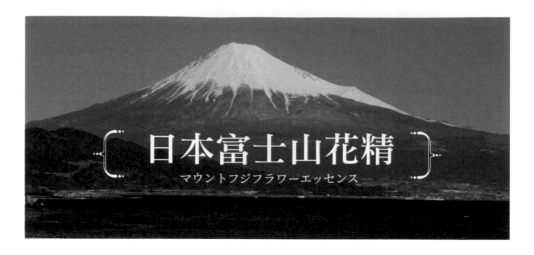

日本富士山花精
マウントフジフラワーエッセンス

富士山是國際著名代表日本的能量景點，此處的花精注入當地特殊能量場，協助您在身體層面、情緒、思考、行動、事件、同時性與面對周圍環境和人群的狀況，並能激發靈感和想法、夢想、覺察與洞見等廣泛的應用範圍。花精之友精選 11 種主題複方與多種單方特訂服務，帶來日本花朵能量，協助深層家族業力與細緻情感的療癒力。

在感覺辛苦的時候，在我們前進需要人幫忙推一把的時候，希望活得更像自己的時候，想知道自己的人生目的的時候，想要更了解自己的時候，富士山花精能夠與內在的本質產生共鳴，支持幫助我們取得平衡，更接近原來的自己，發揮所長，並實現自己的願望。

使用富士山花精的狀況

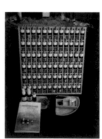

＊正在經歷人生辛苦時期的人
＊長期或是短期間處於負面情緒、思考，或是無法跳脫　行為模式的人
＊由於過去的創傷，家族的問題限制了現在的人生
＊處於變動轉化的時期
＊希望人生目標更為清晰的時候
＊促進自我成長的時候
＊幫助療程或治療效果落實在日常生活中
＊嘗試了很多方法都沒有改變的人

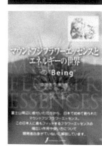

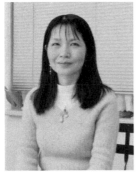

製作者：中沢あつ子

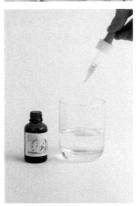

　　中澤老師在日本為早期就開始教學巴哈花精 25 年以上的資深老師，並長年研究與開發富士山花精。她運用各種切入點、深入淺出地讓人理解花朵要給我們的訊息，運用對談、靈擺挑選與靈擺能量療癒的方式，讓巴哈花精與富士山花精能與我們原本就已擁有的美德產生共鳴。

使用方法

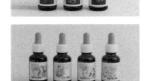

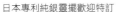

　　滴 4~5 滴在約玻璃杯半杯的水、花草茶、或果汁內，一天分 4~5 次，小口啜飲。或是直接用滴管滴 4~5 滴在舌下，含約一分鐘再喝進去也可以。

　　＊日本富士山花精加入米醋保存，保存期限 2 年。

　　＊預約富士山認證花精師個案與課程，請洽花
　　　精之友。

　　＊複方花精 11 種

　　＊單方花精 72 種（特訂）

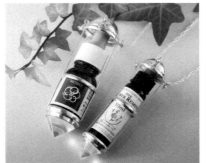

日本專利純銀靈擺歡迎特訂

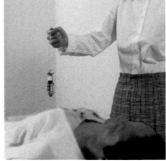

運用專利靈擺的能量療癒個案

第一本日本人著作的長銷巴哈花精書（中文版將於 2018 年在台出版）

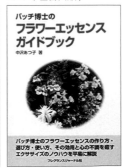

バッチ博士の
**フラワーエッセンス
ガイドブック**
中沢あつ子 著

バッチ博士のフラワーエッセンスの作り方・
選び方・使い方、その効用と心の不調を癒す
エクササイズのノウハウを平易に解説
フレグランスジャーナル社

防禦、淨化與更新

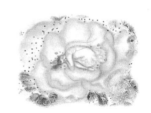

　　受到非預期的能量入侵時可用來淨化氣場。用來設下保護氣場。使能量淨化加強安定擴大。清除舊有的負面能量，讓新的正面資訊較容易接收。給自己更大的空間。

　　對能量敏感的人。有靈媒體質的人。因為捲入集體、他人意識情緒，而有迷失自己的傾向。處於容易受到外界影響的不安定時期。防禦人群、空氣汙染、電磁波等。需要感受到有如在子宮之內般被保護的感覺。感到呼吸困難時。可以淨化場所或物品，製造結界。清除水晶程式。

迎向改變與重生

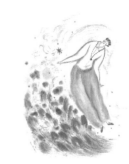

　　加速所有療癒效果。放下所有已經不再需要的想法、行為模式。對自我的課題越來越清晰與覺知。克服痛苦時期的力量。放棄舊有模式。幫助順利度過轉變時期，向新的次元移動。從現實生活中深處的靈性中覺醒。守護即將發生的事情及變化。提高振動，來自高次元的保護。

　　想要斬斷自己舊有模式或是壞習慣。想要從長期自我否定、情緒低落放棄等低迷狀態中離開。處於重大轉變時期常對周圍的負面能量感到敏感及不安定。有如黎明前的黑夜狀態。在面臨別離或是有什麼即將要結束的階段時期。靈魂成長的階段。需要立即落地的時候。

陰性與陽性

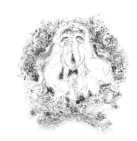

　　接受自己的陰性陽性面。對自己與生俱來的陰性面和陽性面，更能展現魅力擁有自信。增加觸覺、五感、性的感受力。解放對於權威、父親、母親、男性、女性的憤怒與依賴。加深與伴侶的關係，一同成長。

　　對於身體的複雜心境。對異性感到恐懼。性的創傷與壓抑。總是喜歡上問題情人，總是進入一段無法長久的戀愛模式。受過情傷。透過與異性或是其他人際關係的控制、嫉妒、犧牲、操縱等手段來產生依存關係。因為過去曾得不到愛，有無法單純的付出和接受愛的傾向。對異性總是出現心口不一的行為模式。陰性陽性的

領導力。可兼得愛情與工作、戀愛與靈性成長。無法單純的付出和接受愛的傾向。對異性總是出現心口不一的行為模式。陰性陽性的領導力。可兼得愛情與工作、戀愛與靈性成長。

力量與實現

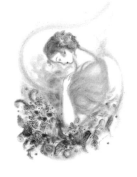

給予朝目標前進的勇氣、實現願望的力量。抵抗不被他人或環境所支持的能量。明白自己的慾望及意志，聽從內在的聲音做決定。領導力。充滿生氣地活在地球上。

陷入權力遊戲時。在辛苦的環境、攻擊的能量中有事情要完成時。對於想得到的東西有罪惡感時。猶豫不決無法做決定的傾向。不管做甚麼都無法持久的傾向。無法表達自己的意見、無法說不的傾向。在團體中無法發揮自己的傾向。對於人生感到挫折、低潮、放棄的狀態。對生命感到空虛。面臨人生重大抉擇。找不到人生目的及方向。

療癒個人及集體的過去

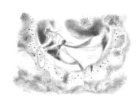

解放過去及過去世的傷痛。療癒祖先及家族的事。修復靈魂的損傷。終結過去進入新的次元。終結悲傷與苦惱。靈魂的守護。祈求與寬恕。供養。

因為家族、祖先業力造成的一些固著的模式。因家族議題感到困擾的時候。家族、友人、公司等集體事件或是與群體有關的課題。幫助遇到相同目標的夥伴或是靈魂伴侶。因為過去的創傷（虐待、霸凌、生離、死別、失敗等）種種原因造成的不協調、制約放棄，情感的壓抑，麻木等狀態。無法忘掉過去發生的人事物，無法積極向前時。因為過去世的原因造成的行為模式。需要面對死亡或宗教的事情時。死亡與重生相關的儀式。原因不明的情緒思考行動模式。

自我肯定與認同

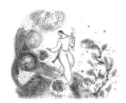

認同與愛原本的自己。與內在的喜悅連結。取回天生的感受性。享受單純的人生。自在的表達情感與行動。發掘完整的自己。全面接受自己本來的樣貌。正面積極地面對事情。興奮高昂感。愛與祈禱。

與他人比較而產生的自我嫌惡感、劣等感、焦慮、嫉妒感。覺得自己不足的匱乏感。因為失敗或爭執造成自信心喪失、失敗感、自我憐憫。自我控制及思慮過度，而不知道該怎麼做才好時。太過在意別人想法時。無法喜歡自己時。鑽牛角尖的時候。想要做自己卻不被環境所允許時。心靈受創變得恍惚麻痺時。

整合靈性及物質世界

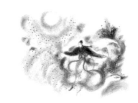

　　對日常生活中的每件小事都能充滿喜悅。落地。與更高的靈性連結、朝新的次元邁進。將靈性世界落實在第三次元。捨棄僵化固執變得更自由。看到事物本來樣貌的能力。全面的信賴。實踐在人間的冥想。

　　過於執著靈性面或是過於執著物質面。追求靈性世界，而抗拒物質世界。追求靈性來逃避現實的傾向。粉碎現實生活的新世紀觀念。由更高的視野來看自己。與自然界和微細的世界調頻。與高我、指導靈、高次元存有連結時。專注在不同次元的時候。追求超五感的體驗。創造夢境。可用於所有的冥想、療癒時。

豐盛與成功

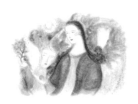

　　連結更高次元來獲得物質界的豐盛。創造機會與幸運。讓狀況有轉機活躍起來。擴展人際關係展開新的機會。增加吸引豐盛的磁力。了解我們有選擇適合環境和人際關係的權利。相信自己。樂天。肯定。接受上天的安排。接收高次元靈感顯化的能力。

　　對於豐盛有障礙時。有「無法豐盛」的負面信念。對物質的匱乏感。對貧窮感到自卑、嫉妒、絕望、憤怒、放棄等。不知道如何顯化物質的方法。想法卡住沒有進展的時候。對於得到豐盛有罪惡感、偏見和迷惑。執著，小氣、保守、囤積癖等。害怕失去物質的豐盛與安定。過度浪費的人。無法坦然接受他人的餽贈、好意和幫助的人。無法說謝謝的人。

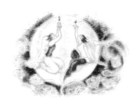

生命力

感受與思考一致。生命的喜悅與感受性。提高工作或讀書的幹勁。落地。修復能量恢復年輕。強化以太體與肉體的連結。帶來感動與意願。給予工作或是考試結果未來正面的肯定。

需要活力的時候。想休息卻不能休息需要再努力一下的時候。睡眠不足、工作勞累、虛弱、過敏、生病等導致能量低下，以太體弱化時。對生活沒有喜悅提不起興趣時。感到力不從心，焦慮時。易受到外界影響就失衡。倦怠，疲勞感。壓力很大的時候。用腦過度時。對結果感到壓力時。容易往不好的方面想時。腸枯思竭的時候。

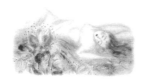

美麗與調身

維持年輕與美麗。恢復內在純真。除去多餘的贅肉盔甲，被保護安全的感覺。肯定與展現身為女性的肉體。不需利用肉體和性來吸引異性的勇氣和身體自主權。改掉妨礙美麗的飲食壞習慣。淨化阻塞的能量。變得美麗與年輕。接受美麗與自信。

感到女性魅力減少、自己不再年輕的衝擊、自我放棄感。對容貌的自卑感。對同性有過度的競爭心理、自卑感。抗拒身為女性的肉體標籤。過度受限於性的魅力和外表的美麗。過度執著於品牌、美容、裝飾外表。食物上癮模式。因能量情緒的滯留和創傷所產生的防禦性贅肉。在各種美容、減肥方法中流轉。考慮美容整形。覺得自己很醜。對愛情有匱乏感。

回饋心得 1：兩周使用過後，發現發現自己能更細緻得感覺到快飽了，而不需要再攝入過多的食物，也不太出現過飽的不適狀態，覺得非常神奇。

回饋心得 2：發現小腹消了非常多，第一與第二脈輪沒有壅塞的感覺，連老公都覺得很訝異。只是用花精泡澡就有如此明顯的效果，真的很神奇！

Prem Chivitraa
（為臨終過程中帶入光明）

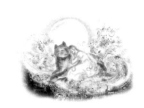

給離開肉體的靈魂：

　　在臨終轉生的過程更順利。接受死亡。溶解疑惑恐懼帶著平靜圓滿的心迅速朝向光明前進。了解自己已解脫不再受肉體心靈之苦。接受所愛的人們的愛與光明。記得與所愛之人的連結。相信靈魂永生。愛、光、感謝、祝福。

　　靈魂離開肉體後的過程。在往生和往生後的各種儀式。頭七、忌日、節日的時候。

* 雖然是給離開肉體的存有使用，用來幫助死者家屬的療傷過程也是可以的（家屬可同時使用）。
* 可以從死後開始一直用到感覺告一段落為止。
* 清明節、中元節、三年忌七年忌等往生者的節日、儀式，掃墓的時候。
* 每天供養祭拜時也都可以使用。

給死者家屬：

　　除去悲傷追悔罪惡感。接受這個離別是宇宙給我們最好的時間點。送給亡者光與愛。愛、光、感謝、平安。相信靈魂永生。

* 在所有事情告一段落前幫助心情的整理。
* 突然出現死的沒有價值等等的心情。
* 噴霧瓶的使用例子：可以噴在往生者的肉體、照片、牌位、墳墓、墓地、愛用品、房間等的周邊場所。
* 複方瓶的使用例子：可以滴在往生者的心輪、線香、花瓶的水、供養的飲料、用來清理墓碑的水裡也可以滴幾滴。在墓地的地面、房間等場所周圍像畫圓一樣滴幾滴在四個角落。

雷光風水環境精素

レイ・エッセンス

RAY ESSENCES

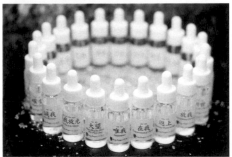

雷光風水環境精素
是給處在真實自我覺醒時刻的人們
促使其覺醒
協助覺醒之旅剛起步的人們
給正走在覺醒之旅路途上的人們
作為引導
賦予你方向及力量
這是從高我而來的光之贈禮

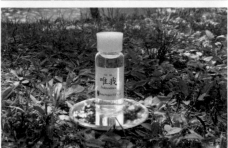

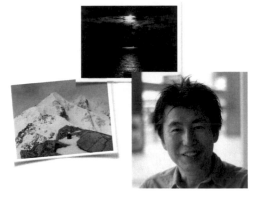

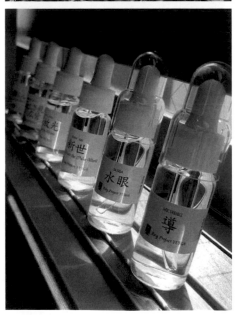

　　富井老師自 1999 年從海上保安官
轉成現在的療癒師的 19 年間，從自我
溝通的催眠療法個案開始，透過開設
「所謂合而為一」、「來自海豚的信息」
等各式各樣的工作坊。

　　以促使回想起真實的自己，富井
老師開始在日本各地舉辦工作坊與研討
會，因此與海外的花精創始人們有深厚
的友誼，目前擔任東京花精學校的講
師。2010 年起開始在日本與世界各地
製作—與「自己」相遇、與「自己」同
在、活出「自己」的雷光風水環境精素。

基本使用方式

　　＊**滴在手掌心**：這是最基本的使用方法之一。打開瓶蓋，手掌微屈成一個凹洞，將雷光環境精素滴在掌中，將兩手摩擦混合，把力量放掉暫時放鬆一下。可以更進一步探索，由你的掌心到身體周圍的空間，也可以試著花些時間探索你的內在。

　　也可以用你的手掃描你的身體，碰觸你的身體，加上創作活動或是冥想瑜珈等需要探索內在的活動。頻率與一般花精的使用建議相同，建議每日早晚使用持續一段時間。

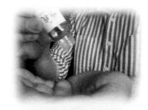
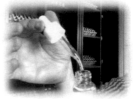

　　＊**噴灑方式**：在噴霧容器內滴入幾滴，噴灑在空間或身體四周。

　　＊**滴於環境**：滴在土地或是房間，滴在各個場所可以使精素效能更擴散出去。

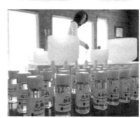

　　＊**日常清洗**：滴於每天使用的物品，手帕、錢包的硬幣，或是隨身穿戴的物品，衣服帽子等。可以用在任何物品上，或可用精素水來清洗。

療癒師スリス安樹子與雷光精素一起演奏

調整風水與氣場用法

將意識放在瓶身
就能與雷光風水環境精素產生互動

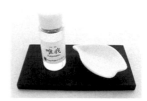

　　＊**空間風水調整**：將瓶子放在桌上、展示架，或是任何你想放的地方。如果能放有一個瓶子專屬的位置更佳。或加上連結自我意識的練習，將瓶子握在手裡，躺臥時放置身上。

　　＊**獻供台**：為放置精素特別設置一個區域，可以更加提升意識。在櫃子、祭壇前放置一個小皿作為獻供台。

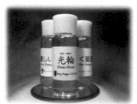

　　＊**鏡板**：將作用中的雷光環境精素瓶放在鏡面上，可以加強精素效果。

　　＊**透過光線**：這是雷光環境精素特有的使用方法，連結透過瓶子的光線，沐浴在其中，也是很有

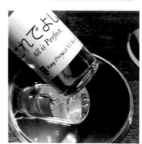

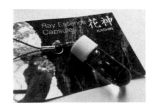

效的練習。可透過瓶子照射朝陽映照在額頭上
（照射太陽或月光都可，但以朝陽最為有效），
或是將瓶子放在光源前，讓全身沐浴在光源之下

＊**佩戴精素**：可將精素裝在這種容器中佩戴，原
瓶或分裝瓶隨身攜帶皆可。

＊**備註**：雷光精素可用於風水、氣場、噴霧等外
用方式，也可以舌下使用。

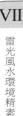

唯我系列**22**種	輪花系列**11**種	龍系列**6**種	**2018**年新系列**3**種
適合發展自己道路 陽性力量、堅定做自己	孩童與內在小孩 女性溫柔、放鬆與優雅	適合創作與創作 藝術家靈感	落地的地球生命 生活實踐的工具

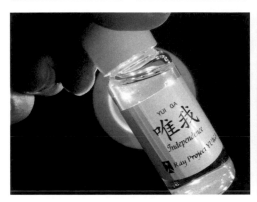

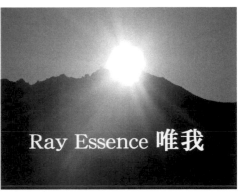

Ray Essence 唯我

唯我系列（22 種）

當不再向外求
取回我們本源的力量時
就能遠離恐懼妄想
貫穿時空立於普世與自我相遇
這是了解到我是誰
從舊有幻想世界中出脱
充份展現並活出真實的自我
協助將意識轉換到創造新世界
與「自己」相遇
與「自己」同在、活出「自己」
雷光環境精素的唯我
是為了「與自己相遇」而產生的精素

「唯我」的引導是
完全的與「自己」相遇
與「自己」相遇這件事
是最幸福滿溢最美好的喜悦時刻
是一直以來切切追尋的
其實答案都在自身之中
是看透一切恐懼只是幻象
體驗到至今一直不斷
在向外追求的那個小小的自己
頓悟到自己竟是如此巨大幸福的瞬間

唯我 ～獨立
ゆいが Independence
2010.1.1 於大町（及穗高神社）

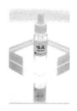

我，就是全部的答案

我所存在的本身就是完整的
沒有什麼需要去圓滿的
也沒有什麼需要去達成的、或去改善的
不管是什麼東西、環境、他人、狀況、事件
自己的身體或是知識技術，不管再重要的東西
都比不上自己的存在更重要

當除去了所有依附的事物
與「自己」相遇
才發現原來我什麼都不需要

「我不在世界之下，而是世界在我之下」
我是造物主
我是無限的源頭
我，就是全部

在我 ～培養力量
ざいが Empowerment of Myself
2010.3.2. 於法國 聖米歇爾山

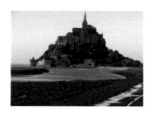

我做的決定，我自己負責
我是自由的，我是充滿可能的
我完全信任自己
沒有任何人、任何事，可以束縛我自己
只有你能放過你自己

幫助覺知到自己就是造物主
並且歸還力量重新找回人生方向的掌控權
將一直以來在世界、人際關係中給出去的權力徹底收回
我做的決定，我自己負責
這當中無關善惡與衝突，也無關利益交換或權力鬥爭
只要知道這是我本源存在的力量
沒有比這更令人喜悅的了

聖米歇爾山中寂靜的月圓之夜與日出之陽
賦予大天使米迦勒力量

返上～交還他人力量
へんじょう Returning Power to Others
2010.5.26 於京都 鞍馬山

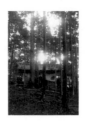

人類社會中，人與人之間力量的爭奪與追求
從這個幻象中脫離
藉由重新取回自己已經交出去的力量過程中
覺察到這是自己和人爭奪而來的
將他人的力量交還給對方
協助放下對自己所建構世界的執著與得失心
協助盡速解除困難的人際關係膠著狀況

「了解力量不是由外而來
而是由自身源頭源源不絕湧出」

不惋惜地放下這個自己所建造的王國
讓位（大國主命，由岐神社杉）
從歸還爭奪而來的權力並取回自己力量的過程中
療癒及寬恕那些受傷害的
在大杉權現寺得到的方向及啟發

放我 ～無條件臣服
ほうが Unconditional Surrender
2010.6.21 於野澤溫泉，山之神前　夏至

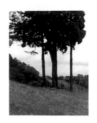

融合為一，將自己完全奉獻
將自己的心完全交託給上天安排
無條件的解放自我
讓所有不合時宜的全部從我身上剝離

釋放自己無限的信任，為了和更大的自己融合為一
想要由衷感受「信賴」的美好時

新世～開始創造新世界
しんせい Start to Create the New World
2010.10.10 於富士淺間神社本宮北口

當你了解了「我是誰」，才能夠開始「活著」
對於一直以來認為是真實的二元性世界
開始幻滅，真實感變得薄弱，只有超越二元
體認到只有「我」是真的，才能逐漸增加真實感
在這意識轉換時期提供支持
協助身為造物主的我們活著
不被舊世界的幻象所迷惑
時時敦促我們忠於本心
引領我們拉起新世界的起跑線
停留在舊世界並不會帶來力量
引導進入新世界，協助創造，生活在新世界裡

今我～掙脫時間迷咒
こんが Freedom from the Spell of Time
2010.11.11 於紐西蘭 Okains Bay

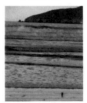

從過去或未來中取回自己的力量
從時間束縛的幻象之中覺醒
為了存在「當下」的自己
從「想要準備或完成什麼」的束縛中解放自我
在此刻的永恆平靜，與真實完整的自我相遇
當開始為了未來感到沉重
或是為了未來想要犧牲現在
幫助從這些束縛之中掙脫開來

開真～調頻至更高真實
かいしん Aligning with Higher Truth
2011.6.22. 於八岳麥草埡口

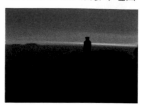

開啟更高真實與更高次元的大門
開啟密碼鎖與之調整對齊
與偉大的本源合而為一
發現原來「我就是我」，讓自我越加綻放光芒

兩次特別的月食與兩至（夏至與冬至）
在八岳 2010 年 12 月 21 日，月全食
在八岳北橫岳～縞枯山間形成的閘門，於日沒月出之時
這個月食是在銀河中心－太陽－地球－月亮成一直線
加上東北與西南地平線成一直線而形成的月出帶食

以及隔日 12 月 22 日，在蓼科湖畔的冬至太陽
2011 年 6 月 16 日，月全食
在八岳天狗岳～根十岳間形成的閘門於月沒日出之時
此月食是銀河中心－月亮－地球－太陽連成一線
東北與西南地平線成一直線的月沒帶食
2011 年 6 月 22 日，夏至的朝陽，將兩個精素瓶合而為一
兩個山域中間的閘門，八岳麥草埡口

天地合掌～在地球創立天堂
てんちがっしょう Creation of Heaven on the Earth
2011.9.27~29 立山 於玉殿的岩屋

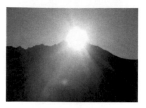

這個人生，因為存在而存在，因為該做而去做
是使「我」覺醒的一個強大警鐘
成為連結天地的光之柱
屹立不搖地生活在地球上
在地球創造天堂
來吧，現在就是讓你靈魂閃耀的時刻
此刻就是成為你自己的時刻
於願景啟示的傳說中，天地合掌的立山
神聖的太陽自雄山山頂浮現
陽光照射進玉殿的岩屋之前

我廣大也～無限之路
われこうだいなり Unlimited ways
2011.10.28-11.11 於飯繩山山頂

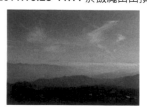

每條路都一樣
走哪條路都好
可能性是無限的
選擇也是無限的
沒有什麼可以限制你
你可以自由行走
自由的展現自我
只有意識到原來能束縛住自己的只有自己
才真正意識到一切都是我們自己的價值觀

無戾～不再回頭
もどることなし No Return
2011.12.22 冬至 於男山山頂

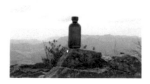

我所尋求的，從此刻起就成為它吧
我們向著「頂端」看著什麼，現在就成為那個「頂端」
我們夢想著什麼樣的世界，現在就活在那樣的世界
為我們想成為的人生而服務，就能夠成就我們的人生
不再汲汲追尋，只單純的臨在
就從現在開始，不再回到舊世界
為了明確的立下我們的意圖

美白冰～穿越光與暗
びはくひょう **Be through light and Darkness**
2011.1.12 於 戶隱鏡池冰上

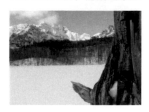

炫麗耀眼的光明世界，與幽黑深沉的黑暗世界
此刻立於兩方之間的我
一切的評價都消失了，只剩下了美
靜靜的體悟這真實之美

被冰雪冰封的戶隱·鏡池中央
被戶隱山·西岳環繞

白溶～突破至開悟
はくよう **Breaking out to the Enlightenment**
2012.2.22 飯綱山·於飯繩神社奧宮前

緊守捍衛著「這是我」的意識潰堤崩塌
融化成一個更大的「我」
阻擋在其中的玻璃杯已經化開
當中的水融合成大海中的一部份

不需要緊守著，我什麼都不需要
沒有什麼是需要的
敞開我的整個生命，融化在之中
成為無限的現在、無限的存在、無限的光

想要掌控什麼
為了想要掌控什麼所以要成為 Somebody
意識到這是為了想證明什麼或得到一個答案
透過放下「需要什麼」的想法
是為了與真正的答案相遇

獨標～絕境中完全平靜
どっぴょう **Perfectly Peace in Danger**
2012.3.21 於西穗高岳獨標 春分

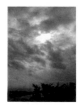

我獨自一人
完全不向外求，無條件的相信「自己」
達到完全不依賴，完全的平靜與和平
領悟到和所有一切都是連結的
進入無限平靜之中
處於孤獨、四面楚歌、絕望境地之中
放下所有一切，單單只是存在
不再去滋養我們的幻想
因為知道一切都只是幻覺

光輪～神聖入口
こうりん **Divine Portal**
2012.5.21 於熊野三山 / 神倉山千穗峰山頂 金環日食

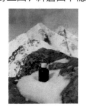

象徵頓悟的金色光輪。成為偉大的入口
熊野三山的水和力，猿田彥神的引導
在熊野三神降臨的神倉山，出現三個金環的光圈
一切是如此滿溢豐盛，充滿祝福
得到天神的支持，力量強大而溫暖的幫助

美神～行於美麗 びしん **Walk in Beauty** **2012.6.6 於美之原高原・美之塔　金星凌日** 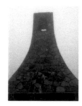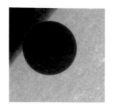 霧般的細雨翩然降落美之原 當金星通過太陽，造物之主的美降落地球 讓你的美麗自然滿溢，將這份光明帶來地球上生活 綻放你自身的美麗、祝福與讚美 打開一直以來壓抑的女性閃耀光輝	夏田～永恆入平凡 かでん **Eternity into the Ordinary** **2012.6.21 夏至 於白馬村三日市場水田** 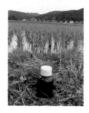 「我」是自然的，平凡的在那裏 不管發生什麼永遠靜默的陪伴一旁，不會離開 一如往常的每一天，平凡當中的覺察 不被捲入日常的戲碼，而是我們就是活在日常的戲劇裡 夏至時刻，於水稻田田埂
樂空～鳥瞰心神 らっくう **Sky View over Mind** **2012.7.18~30 法國 / 義大利 / 瑞士勃朗峰山巒** 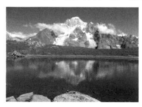 我是全知者 我意識到我已經全知道了 超越頭腦，知道真正的智慧 從無邊的寂靜沉默來俯瞰我身處的世界 不管處於地球的哪裏，都當作自身的聖地來行走 在聖地的身體裡完全的放鬆	大麓～高還要更高 たいれい **Higher and Higher** **2012.8.1~4 於瑞士馬特洪峰** 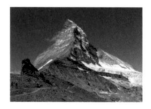 以高山為目標的人們呀 要成為高山 「我」伸出手，突破天際屹立不搖的站著 乘坐在他溫柔的手臂上 超越極限，邀請你突破極限

92

確步 ～一步一步
かくほ Step by Step
2012.9.22 於三 蓮華岳中間 秋分

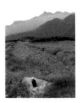

一步，再一步
一直走在路上
享受著路上的樂趣
「我」一直都在此處，不在終點也不在頂峰

大望～世界在我心
たいぼう Make All of the World My Heart Space
2013.3.20 春分 於 鬼無里・大望

在所有人眼中看到完整的自己
接受原來的自己，接受他人本來的樣貌
接受地球、這個世界原始的樣貌
把地球整體放進我們心中
看待他人如同親愛的自己
因為他人與我都處在同樣的愛之中

在與人的關係中，不被自我與他人的小劇碼所困
可以更容易選擇跳脫關係
創造顯化安詳平靜與喜悅的關係
春分時刻
於可綜觀戶隱西岳、一夜山、飛驒山脈的山頂
上弦月高掛空中
木星、北斗七星與眾星光芒從雲間散落注入其中

誠我～不要抵抗
せいが No Resistance
2012.10.30 於冠著山山頂

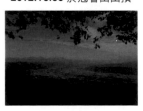

安穩下來，對自己誠實
也對別人誠實，不要抵抗
也不要感到惋惜
只要誠實就好
不要想要完成什麼
現在再次回憶，不要想到痛苦的
只要愛這樣的自己就好，只要去愛
沒有什麼，是必須解決的
現在，這裡是安全的，就完全的放鬆下來吧
我會在那裡等待
永遠在這裡

一旦發現，自己在計畫怎麼防守
計畫如何讓自己重新振作
不要在意結果，莫急、莫慌、莫掙扎
讓自己安穩下來

集我放光～世界的頂端
しゅうがほうこう On the Top of the World
2012.12.12. 12.21 冬至 於飯綱山

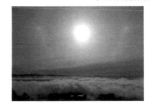

創造是一種選擇
是存在的完美力量
只有存在時，我是自由的，然後從此建立了自由
我選擇了微笑，這就是創造
這是多麼沉穩而不令人迷惑的自由啊
這不是透過奮戰努力就能完成，而是透過選擇而成
這是巨大存有中所擁有的無限創造力量
從所有的幻象中退出
在現世背後俯瞰著所有創造物的我
也看到，我們活在這個創造世界中

所以，你想要選擇什麼？
想要創造怎樣的世界，生活在當中？

恐懼不過是一種幻象，有時那裏根本沒有戰爭
觀看著整個下界，並選擇自己想住的世界
停止舊世界中的掙扎，生活在超然的全新世界吧
由水平轉向垂直世界，這就是是生存次元的轉換

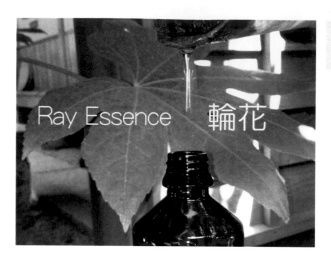
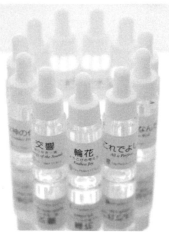

輪花系列（11種）

輪花系列的引導是：了解「我的存在」的力量

當你是單純的「存有」時
不管遇到了多大的恐懼
只要單純的凝視寂靜
這份恐懼力量就會消失，為你讓出道路
幻象世界崩毀
一切都會轉化為和平
你可知道，只是單純的存在著
就擁有多大的力量
不是為了尋求愛或得到愛
你是否領悟到你的存在
就已經是愛的本身了啊

這個過程，像剛剛羽化還茫然的身體
隨著每一個靜默的呼吸

終於輪廓逐漸清晰起來
處在困惑驚奇
以及無限的喜悅當中
此刻已無法阻止他的步伐了啊
隨著展開翅膀
自問想要創造怎樣的世界生活在其中呢

拒絕被恐懼綁架
請安心不管在何處都有「我」同在
別擔心，放開手
你沒問題的

你是創造的源頭、身為體驗者的你們
現在，是時候在地球上綻放了

雷光風水環境精素
是在綻放過程中悉心培育的光之水

輪花・喜悅的水滴～無限喜悅
輪花　よろこびの　たち **Endless Joy**
2013.5.26 滿月 善光寺釋迦堂 / 花之池

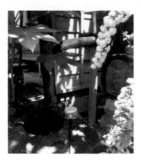

花開，花謝
周而復始的變化就是我的命運
看似終點卻不是終點
起點即是終點，終點亦是起點
可以完全放心地盡情玩耍
也不需要完成什麼大成就，也無須為了生存而努力
如小孩一般，單純無邪的
就此反覆展開，這是我的喜悅世界

交響・永恆的一滴～交響樂聲
交響　限りなき一滴 **Synergy of the Sounds**
2013.12.22 冬至・飯田橋 3 丁目

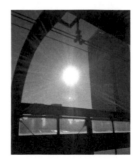

所謂造物主是由各個不同獨立聲音相互協奏
交織而成的壯麗交響曲
乍見不協調中的關係
是為了一同在優美的旋律中喚起彼此的共鳴
不要被人際間呈現的幻象給限制住
而是要拋棄這些假面
在新地球中發現自然後綻放
放心盡情的發出自己的聲音吧
讓覺醒的聲響此起彼落，讓地球成為眾神的樂園

女神的假期
女神の休日 **A Goddess Holiday**
2014.4.11 蓼科 / 女神湖畔

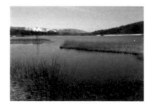

暫停所有事，什麼都不做的時間
也不因為是假日所以要做這做那的
就安心的關掉開關
享受完全的 OFF

將所有一切都 OFF
也不會失去自己
只有透過完全的 OFF
內在有什麼會自然浮現
也才會開始流動

溫柔時間
優しい時間 **In a Graceful Time**
2014.5.11 滿月・松本 / 植原神社

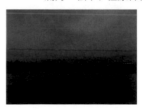

像溫柔的掌心屈成淺淺的凹洞
給旅途中的你，一個緩息的空間吧

在天明之前
在路過的山丘邊小憩
清爽的微風，瑰麗的天空
這微小而美妙的時光
也是你旅程的一部份

此刻地球上
今のところ地球 On the Earth for now
2013.11.11 東京

我可以任意改變，自由的去體驗
到哪裡都是自己
無論到哪裡都連結著
隨心所欲自在流動的我
沒有去處，也沒有歸處
現在所在之處就是我的所在
沒有必要凡事戰鬥
安心的處在此刻地球上

璀璨星流
燦めく星流 Bright Star Stream
2014.3.21 春分・戶隱奧社 / 寶光社

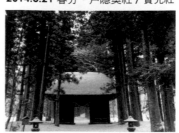

不管什麼都去試吧
「我」一直都在這裡
守護著，隨心而動
就算因此而受傷，也無妨
一切是如此圓潤清澈
一切是如此閃耀流動
聽從你的心去行動吧

時空旅人
時空の旅人 The Parallel Traveler
2014.6.21 夏至 寢覺の床

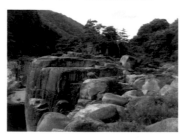

超越時間，空間的通道
漫步於平行世界
龍宮的故事宣示了過去未來不是一直線
現在門戶開啟在邀請旅人
來吧，就是現在、現在、現在
每個瞬間都是你選擇的平行世界入口

覺信開光道～金黃大道
信開光道 The Golden Way
2013.6.22 夏至・富士山頂 / 白山岳

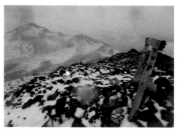

一道光貫穿了我
那道光放射產生了振動
那是屬於我的「聲音」在響起
他在邀請我
是不是要成為這個「聲音」
是

當自我心意已決
我的所有選擇都將成為這個聲音的一部分
現在眼前，只留下這一道光芒的道路

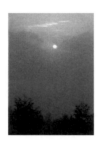

柵倒自由在～無窮之域
The Field of Infinity
2013.9.23 秋分・守屋山頂

我想守護的珍貴事物
及那些守護著我的珍貴事物
將他們全部解放
沒有要守護，或是被守護的
當成為單純的「我」時
我的大門就打開了
我在自己的天空中翱翔

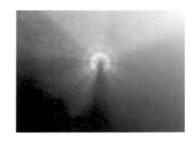

就這樣吧～ 一切都很好
そうなんだ **All is Well**
2014.9.9 戶隱連峰 / 高妻山

將你的內在全身進行深度寂靜的放鬆
啊就像這樣，什麼都不做也好
你所追求的，都已經擁有
這就是救贖，已經沒有什麼是需要被救贖的了
你一直都在你的平安之中更加閃耀
請一直站在這個源頭
從這裡綻放你的光芒

這是最好的
これでよし **All is Perfect**
2014.9.23 秋分・相模原市

所有的一切，這就是最好的
所謂完美是，保持原來的樣子就是一種完美
所有的一切，這就是最好的
完美不是人為造就而來的
所有的一切，這就是最好的
在任何時候，所有的創造都是完美的
當你對所有的事物說出「這就是最好的」時
這一瞬間善惡、時間都失去力量，幻象也將消失

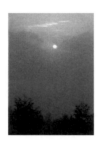

創世之龍系列（6 種）

呼喚回想起創世的能量
可以發動人的創造力
就如為了創造而伺機而動的龍
表現自己的存在
協助你創造出新的世界

美麗之龍的心跳
2014.11.11 黑姬山七池

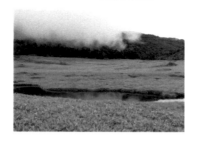

尊貴之龍的靜眼
2014.12.22 飯綱山麓、冬至新月

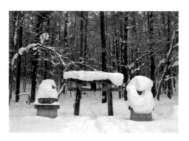

溫柔之龍的廣背
2015.1.13-14 姨捨／姥石、二十三夜月

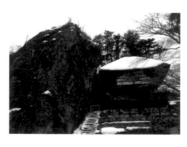

優雅之龍的大地
2015.3.20-22 江之島與釜之口洞穴、日食春分

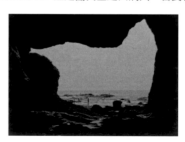

無限之龍的萬象
2015.4.4-5 五里峰山頂、月食復活祭

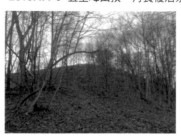

豐盛之龍的滿月
2015.5.4-5 雷光工作室、衛塞節滿月

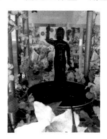

2018 年新精素

2018 年新精素
水眼 すいが
使用力量之眼看透幻象，看透並看見嶄新的境地

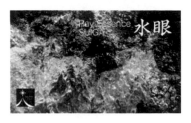

需要在現世中前進，在世間中展現自我時
幫助自己不受動搖的活出自我
釋放不屬於自己的能量
調節平衡身體四周能量
需要展現自我與人分享時
協助調和自我本源與周圍能量
這是想活出真實自我的人的得力精素

〈使用法〉
使用在身上，可調和自身與周圍環境，打開道路
當不合事件觸發到自我本能反應按鈕時
可用來釋放這些念頭

2018 年新精素
導 みちびき
導引在我之中
答案就在問題之中，你已經知道了

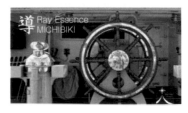

乘坐在駕駛艙中
完全的將自己交託給「自己」這個頂級豪華座椅
導引是代表對自我的安心與信賴
如此自然而然方向就會逐漸明朗起來

〈使用法〉
需要明確的指引與引導時，不知自己該何去何從時
想要設定前往的目標，並引領自己朝目標前進時

2018 年新精素
花神 かしん
在現世開出自我之花，
成為讓枯木開花的「花神」

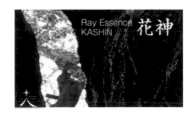

不被人們的要求或攻擊所影響
能輕巧的穿越並將之轉化為愛

在人世間處世時，協助將那些令內在激昂的反應
以中立平和的角度審視之
使在與人交流時不迷失自我
能自由的選擇「想成為怎樣的自己」、「想如何綻放」

〈使用法〉
現在想活出怎樣的自己，幫助你回想起真實的渴望
當陷入與人競爭膠著的狀況時
幫助你自問「你到底想要甚麼」

VII

雷光風水環境精素

BACH FLOWER ESSENCES
英國巴哈花精

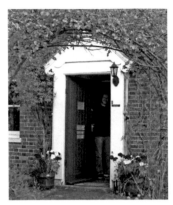
英國巴哈中心大門

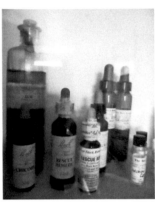
巴哈醫師當年製作的花精

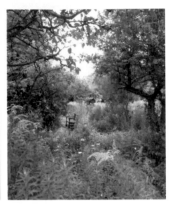
巴哈中心花園

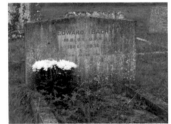
巴哈醫師之墓

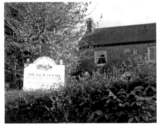
英國巴哈中心

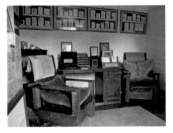
巴哈醫師的書房

巴哈醫師（Dr. Edward Bach）生於 1886 年，在倫敦接受傳統西方醫學訓練與擔任細菌學家，之後轉為使用同類療法。他認為治療不只是對身體的診斷，更是病人本身與注重病人的情緒跟態度。巴哈醫師在 1930 年離開倫敦搬到鄉間，當時的世界充滿著痛苦—政治變動、經濟蕭條與納粹法西斯的竄起，他意識到這種沮喪、憤怒和恐懼，他聽到毀滅的鐘聲，就是來自人類不平衡的情緒跟態度。

巴哈醫師知道真正的健康基礎，是與生命和更高使命有關，他認為花精可帶給人類靈魂與身體的深度變化。在 50 歲逝世之前，他以 8 年時間發展出 38 個單方與 1 種急救五花複方的巴哈花精系統（台灣翻譯為巴赫或貝曲）。花精在靈魂中是煉金術的作用，以我們需要的美德來洗刷曾經造成傷害與錯誤，並且轉化與整合心靈，學習到生命課題，走向並完成自己的真正使命。

Bach Flower Essences 巴哈花精列表

花名	正面特質	不平衡模式	靈性訊息	相應情境	對應花精
Agrimony	承認情緒並與痛苦共處，平靜的內在。	用喜悅的面具隱藏焦慮、避免情緒之苦，用上癮來麻痺情感。	請找到內在靈魂的真相，而非用外在行為來使別人認同。內在真正的安穩，是誠實了解痛苦並能轉化，並非戴上虛飾的面具。	* 上癮的外表人格 * 隱藏真實的感受 * 逃避情緒的面具 * 中年危機的考驗 * 展演完美的情緒	* 蘭花：Liberation 解放欺瞞 * 蘭花：Healing the Hidden 療癒所藏
Aspen 白楊	信任未知，敏感但能與靈性世界調合。	恐懼未知，模糊的焦慮和恐懼。惡夢，容易受驚嚇。	因星光體發展不平衡，而容易接受到其他層次的意識。白楊花精可安穩星光體，讓本我有更大的力量跟覺察。 幫助對看不見力量過度敏感的孩童，也可協助用藥或儀式而過早發展星光體的人，帶來力量、自信並安穩。	* 用藥物來掩蓋對未知的恐懼 * 對動物或野性有未知的恐懼 * 小孩做惡夢 * 害怕黑暗與不可見力量 * 靈性開啟時的恐懼	* 蘭花：Shadow Warrior 陰影戰士 * 蘭花：Silver Shadow 銀色之影 * 富士山：防禦、淨化與更新
Beech 櫸木	寬容、接受他人的不完美，看見每個人的良善能給予讚美。	批判態度，期待他人完美，自己有好的物質環境。	轉化因自卑而造成的批判與投射。可能是成長在嚴厲的環境。內心脆弱與無安全感。 對環境過度敏感，無法忍受不完美，櫸木花精幫助軟化，重建與更高本性的連結與無條件的愛。	* 老人家無法原諒過去 * 對手足或同儕的批評態度 * 對居家環境高度敏感與要求 * 來自批評的家庭與童年 * 更年期的脆弱與情緒化	* 蘭花：Unveiling Affection 打開愛 * 蘭花：True Beauty 真實之美
Cerato 水蕨	相信內在智慧與直覺。	質疑內在智慧，覺得自己所知無效用，過度依賴他人的建議。	當內在信任被截斷時，就無法發展足夠的信任。水蕨花精幫助人具備有靈性能力與活力可做出選擇。因沒有自信而詢問別人，反而讓自己的智慧發展退步。請相信自己的內在能力，你先天就有靈性智慧和力量。	* 自我懷疑、依賴他人意見 * 內在小孩需信任內在所知 * 接受內在的引導來決定 * 飲食失調時知道如何調整	* 蘭花：Golden Radiance 金黃煥發 * 蘭花：Phantom Quartz 幽靈水晶 * 非洲：Ironwood 鐵樹 * 富士山：自我肯定與認同 * 富士山：力量與實現 * 雷光：覺信開光道
Centaury 矢車菊	有內在力量去服務他人也滋養自己的需求。對不適當的要求說不。	意志弱，易被他人主導。討好與自我否認。	健康的靈魂需要在服務與自私的兩極之間學習平衡。此人會有被愛與受幫助的幻想，事實上是意志力不夠強壯去拒絕他人的剝削。討好會讓靈魂容易耗盡，也會阻止自己與他人的成長，矢車菊花精幫助人承擔更高的自我覺察與責任。	* 扮演和平使者與討好的小孩 * 不平衡的服務模式 * 被他人過度影響、弱意志力 * 缺乏力量的母親而順從小孩 * 壓抑自己的表達與需要 * 安養院的老人保有尊嚴與力量	* 蘭花：Just Me 就是我 * 蘭花：Fire of Life 生命之火 * 蘭花：Soul Shield 靈魂盾牌 * 蘭花：Sorcerer's Apprentice 魔術師的學徒 * 非洲：Black Bark 黑皮樹 * 非洲：Whale Song Wisdom 鯨魚之聲 * 富士山：力量與實現

Bach Flower Essences 巴哈花精列表

花名	正面特質	不平衡模式	靈性訊息	相應情境	對應花精
Cherry Plum 櫻桃李	逆境時能平靜，靈性臣服與信任，受到更高力量的引導。	失去控制的恐懼，情緒崩潰，劇烈的壓力。	當環境壓迫讓人無法承受壓力，試圖控制而變得更緊繃時。 櫻桃李花精幫助人重新連結更高本性、臣服與放下，信任高層力量，讓心變得穩定。	* 極端壓力與驚恐的動物 * 失去控制的貪食或厭食 * 有輕生或破壞性傾向 * 小孩生病而感覺壓力失控的父母 * 懷孕時感到失控無法再承受	* 蘭花：Double Espresso 濃咖啡 * 蘭花：Soul's balm 靈魂之慰 * 非洲：Cherry Wood 櫻桃樹
Chestnut Bud 栗樹芽苞	培養生命智慧、了解業力法則，來自於生命經驗的聰慧。	無法了解生命課題，重複同樣的錯誤。	三種栗子家族的巴哈花精（栗樹芽苞、紅栗花和白栗花）都與強迫的行為有關。 幫助人打破習性，幫助學習，或者用於靈魂需突破深層業力模式時。	* 重複的上癮習慣 * 能有效地訓練動物 * 學習緩慢與困難的小孩 * 打破重複的飲食失調習慣 * 週期重複性的身體問題	* 蘭花：Knowing 了解 * 蘭花：Releasing Karmic Patterns 釋放業力模式
Chicory 菊苣	自由地給予不自私的愛，尊重他人的自由。	用佔有或操控來假裝愛，情緒勒索來奪取關注。	區分個人情緒與欲望，當心的能量受到阻礙，以自憐情緒假裝成愛，其實是要操控他人。 特別是孩童會展現負面想受關注的需求。菊苣花精可滋養靈魂的內在需要，引導能量流動經過心與太陽神經叢。	* 受操縱與感覺被拋棄 * 老人家與小孩被關注 * 想被關注而生病的幼獸 * 因不安全感而索取關注 * 親子間的情緒勒索	* 蘭花：Unconditional Love 無條件的愛 * 蘭花：Solus 獨生子女 * 蘭花：Silver Ghost 銀色之魂 * 非洲：Rock Alder 岩赤楊 * 雷光：返上
Clematis 鐵線蓮	專注當下，具體化興趣。	用白日夢逃避當下，對其他次元有幻想。	強力的內在與做夢，甚至扭曲靈魂與身體的連結而受到藥物吸引。 鐵線蓮幫助人了解活在物質世界中，靈魂是有力量能溫暖與豐盛的成長。	* 逃避而使用迷幻藥 * 白日夢、出離感受 * 寧願做夢而不願與人互動 * 無法專心學習只會幻想 * 整合夢境與真實生活	* 蘭花：Earth Element 土元素 * 蘭花：Coming Home 回家 * 非洲：Milkwood 牛奶樹 * 喜馬：Down to Earth 腳踏實地 * 喜馬：Sober Up 清醒
Crab Apple 酸蘋果	清潔和更新，帶來內在純淨的感受。	感覺到不乾淨，釋放身體和心靈毒物。過度淨化的困擾。	酸蘋果與天堂的神話學有強烈的關係，當人很難接受物質面的不完美，表現出拒絕跟噁心，或對身體的不完美有羞愧感。 酸蘋果花精也可用於過度淨化如守齋戒的人，幫助人平衡身體關係。	* 感覺自己噁心 * 對清潔有錯誤強迫狀態 * 對環境的不乾淨過度敏感 * 無法忍受失去秩序或混亂 * 對性感覺羞愧與骯髒	* 蘭花：Internal Cleansing 內部清理 * 蘭花：Clearing & Releasing 清理與釋放 * 喜馬：Sludge Buster 淤泥炸藥 * 喜馬：Aura Cleansing 氣場潔淨 * 蘑菇：Liver Lover 愛活 * 富士山：美麗與調身 * 富士山：防禦淨化與更新
Elm 榆木	喜悅地服務，有自信與效率承擔工作	被職務給壓倒，不公平的要求，無法承擔責任。	當感覺自己必須獨自面對過多的工作，這正是要改變的時刻。你需要調和能量，讓人可以接受他人和靈性世界的協助，並且整合高我的真正引導。	* 承擔過多的英雄角色 * 達不到期待而感覺自責 * 面對挑戰時感覺孤獨 * 中年危機對責任的焦慮 * 焦慮的新任領導者 * 幫助新手父母	* 蘭花：Serendipity 意外珍寶 * 富士山：生命力

Gentian 龍膽	儘管受到挫折仍有信念。	挫折後的氣餒與質疑，因為失敗而沮喪。	人需要去學習面對惱人情境，這是成長跟堅強的課題。龍膽花精可以鼓勵人轉化到更遠的視野，將懷疑感轉變成信念，幫助靈魂有內在堅毅、對生命不動搖的信任感。	* 青少年在學校、運動和社交的挫折 * 幫助年老克服身體退化的悲觀 * 對療癒或學習過程失望時 * 自我懷疑、無法再嘗試時	* 蘭花：Settling with a Smile 微笑放鬆 * 非洲：Sea Guarrie 海烏樹 * 非洲：Saffron 番紅花樹
Gorse 荊豆	深度持久的希望，平靜的樂觀。	悲觀，難以想像未來的正面結局。	靈魂必須學習活在光與暗的兩極當中。當悲觀讓靈魂太沉重，荊豆花精可以修復希望，以內在之光反擊黑暗。 靈魂需要學習使用這些光，來煉製療癒鍊金術，讓人在無望時有力量並感到光亮。	* 鼓勵放棄的人提起信心 * 執著痛苦的靈性黑暗期 * 對度過生命挑戰沒有信心 * 產後心情不佳	* 蘭花：Andean Fire 安地斯之火 * 蘭花：Shadow Descent 陰影降落 * 非洲：Wild Olive 野橄欖 * 非洲：Saffron 番紅花樹 * 喜馬：Gateway 閘口
Heather 石楠	內在平靜，情緒滿足，正向的單獨。	多話，過度關切自己的問題，無意識侵占別人的心靈。	幫助過度吸收焦慮的人，內心空虛與極端的自我關注，因學到操控心靈而強迫別人聆聽。 石楠花精能滋養靈魂這種深度空虛的感覺，讓本性更強壯，學習關懷他人，讓靈魂變得滿足。	* 青少年的退縮 * 年老時焦慮健康問題 * 過度自私嘮叨自己問題 * 學習瞭解與傾聽他人的感受	* 蘭花：Songline 歌之徑 * 喜馬：Purple Orchid 紫蘭花 * 蘑菇：Buddha's Ears 佛陀之耳 * 雷光：獨標
Holly 冬青	愛與包容，真心慈悲，能表達感激。	疏離、嫉妒、羨慕、懷疑、氣憤。	冬青是廣泛應用的基礎花精，能夠滋養人心，幫助人從狹隘觀點轉化為愛與包容。 讓靈魂經驗到合一與充滿神性的愛，這種神聖正是冬青花精的特別禮物。	* 感覺到被愛不夠、嫉妒他人被愛 * 自私、無法感覺他人的愛 * 打開心胸接受和給予 * 能與他人有靈魂層次的連結 * 聖誕節或春節的團聚時	* 蘭花：Heart of Light 光之心 * 蘭花：Unveiling Affection 打開愛 * 非洲：Spike Thorn 荊棘樹 * 喜馬：Ecstasy 狂喜 * 喜馬：Gulaga Orchid 古拉伽之蘭 * 富士山：自我肯定與認同 * 富士山：豐盛與成功 * 雷光：大筌
Honeysuckle 忍冬	處在當下，接受現在生活狀態。	鄉愁，情緒執著與渴望過去。	當人沒有處在時間之流，就會被過去淹沒或因未來而焦躁。靈魂需要更多內在彈性與適應力來面對改變。 過去可能會變成幻想，讓人漠視真正的痛苦和創傷。忍冬的課題與靈魂的感知能力有關，讓人從過去學習，清醒地知道意義。	* 年老的過度的鄉愁與逃避 * 無法放下親友死亡的悲傷 * 家中囤積狀態 * 中年危機、沈溺在豐功偉績中	* 蘭花：Being Present 處在當下 * 非洲：Hard Pear 硬梨樹 * 富士山：療癒個人及集體的過去 * 雷光：今我

Bach Flower Essences 巴哈花精列表

花名	正面特質	不平衡模式	靈性訊息	相應情境	對應花精
Hornbeam 鵝耳櫪	接受生命的挑戰,讓能量穩定。	無法解釋的疲倦或消沉,與每天責任有關,並非從事有興趣的工作。	靈魂的能量創造不是來自卡路里或汽油,而是藉由完全的專心面對生命課題。單調的例行公事,都會讓人感覺疲倦。鵝耳櫪花精可重新定位靈魂,讓人清新地覺察自己,帶來新的生活方式與活力。	* 內心抗拒生活責任而覺得疲累 * 願意接受每天的挑戰 * 對每天的生活與工作沒有興趣 * 沒有活力工作、將工作視為負擔與常規、無法喜悅地行動	* 蘭花:Active Serenity 活躍安穩 * 蘭花:Revitalize 恢復活 * 蘑菇:Orange Trickster 橘魔法師 * 雷光:夏田
Impatiens 鳳仙花	處在日常節奏,耐心地面對生命。	沒耐心,易怒,血壓高,無法容忍。	不想投入生命而讓自己非常忙碌,失去了與他人或世界的細微互動,易怒、沒耐心或有壓力,導致許多身體的疾病和老化。人需要經驗到生命也能溫和流動。鳳仙花花精幫助靈魂學習平靜與深呼吸,讓內在本性更為展開,體驗到生命的優雅之美。	* 別人動作太慢時感到焦躁 * 腳步需要悠閒慢下來、喜悅地感受生命 * 對藍圖計畫但想要立即有改變 * 冥想時感覺躁動、內在無法靜下來 * 寧願幫小孩快速完成的父母、不讓小孩有時間去體驗與學習 * 會想幫人完成句子 * 寧願獨自工作只想早點完工	* 蘭花:Purity of Heart 心的淨化 * 非洲:Cherry Wood 櫻桃樹 * 蘑菇:Kelp 綠藻 * 雷光:優雅之寵的大地
Larch 落葉松	自信、創造力、能夠承擔風險。	缺乏信心、預期失敗、無法為自己發聲	給自我懷疑與低自尊的人,靈魂因為缺乏信心而投射出失敗,而讓靈魂的能力淤塞了,害怕嘗試任何新事物與風險,只願意有些成長。 落葉松花精特別能療癒喉輪、喉嚨的問題或說話障礙,可讓人更新自信與表達力。	* 無法表達、低自尊 * 無創造力、失敗後就放棄 * 工作沒有展現該有的實力 * 青少年的聲音與身體變化 * 難以走上自己的天命道路	* 蘭花:Just Me 就是我 * 蘭花:Necklace beauty 美麗頸鍊 * 蘭花:True Beauty 真實之美 * 非洲:Black Bark 黑皮樹 * 非洲:Saffron 番紅花樹 * 非洲:Wild Peach 野桃樹 * 喜馬:Strength 力量 * 喜馬:Hidden Spendour 隱蔽輝煌 * 雷光:唯我、在我、誠我 * 富士山:自我肯定與認同
Mimulus 溝酸漿	有勇氣和自信面對挑戰,向外照亮世界。	過度誇大、恐懼新的經驗。	溝酸漿是針對恐懼的基礎花精,當人過度敏感而處在平日恐懼中,特別會有太陽神經叢的不適。這些恐懼有時可追溯到投胎為人時的猶豫,此模式烙印在靈魂底層而需要療癒。溝酸漿幫助靈魂接觸高我的力量和目標,帶來靈魂的勇氣之光。	* 老人家對生活有擔憂時 * 給怕生或害羞的動物或小孩 * 演講時的害羞與緊張	* 蘭花:Voice of Courage 勇氣之聲 * 非洲:Wild Peach 野桃樹 * 雷光:集我放光

花精之友應用手帖

Mustard 芥末	能夠正念整合痛苦。	因生命事件與變動而過度沮喪或絕望。	芥末是靈魂經驗黑暗的時候很重要的花精，當靈魂感覺突然被憂沉和沮喪的感覺壓倒，卻不是與某個事件或人有關，可能因為潛意識或業力。 芥末花精帶出過去深層且未和解之事，可讓本性的平靜，平衡光暗兩極，使靈魂在光中錨定。	* 接受黑暗與痛苦情緒 * 青少年的痛苦與輕生想法 * 意識到光亮而度過絕望 * 突然出現的灰暗想法	* 蘭花：Shadow Warrior 陰影戰士 * 蘭花：Shiva's Crown 濕婆之冠 * 喜馬：Pluto 冥王星
Oak 橡樹	平衡的力量，接受極限，了解何時該臣服。	鋼鐵般意志、頑固、過度努力超越了極限。	積極、陽性面的力量與毅力，這是火星戰神的特質，若無金星的優雅來平衡就會失調。 運用巨大意志力來處理大量工作時，可能變成過度頑固，損害了身體健康與快樂。橡樹花精教導人用正面態度去接受極限，以內在陰性來平衡，知道何時應當接受他人的協助。	* 英雄、保護者、陽性特質 * 中年危機，適時放下 * 過度責任，知道如何求救	* 蘭花：Gentle Geisha 文雅藝伎 * 蘭花：Serendipity 意外珍寶 * 喜馬：Warrior 武士 * 富士山：生命力 * 富士山：陰性與陽性
Olive 橄欖	生命力與健康、能夠深度休息與恢復。	完全耗盡、身體崩潰，拒絕休息。	雖然橄欖花精是跟身體耗盡與疲倦有關，但也攸關讓人看見超越肉體的靈魂層次。 當人在初始開啟靈性時，也可能用到橄欖花精，當身體力量消耗了，就得學習接觸到更高力量、從其他次元意識獲得恢復力。	* 長期使用藥物或上癮的疲累 * 長期生病或壓力的疲倦 * 適合用於按摩恢復能量 * 更年期或懷孕的轉變期	* 蘭花：Rh.Griffithianum 白杜鵑白杜鵑 * 蘭花：Vital Lift 活力提升 * 非洲：Wild Olive 非洲野橄欖 * 蘑菇：Radiant Life 閃耀人生 * 富士山：生命力 * 雷光：女神的假期
Pine 松樹	接受與寬恕自己，犯錯也能自由地前行。	因過去而感到憂愁，罪惡感或自我貶抑或批評。	對犯錯的客觀了解是重要的練習，需要松樹的人卡在自我責罵當中，可能源自於童年時、內化了失調的家庭，或是因為宗教背景強調的罪惡感。 松樹花精幫助本性學習真正的寬恕，鼓勵人繼續往前，接受內在尊嚴，了解自己就走在神聖性的道路上。	* 情緒自虐、吸收別人的責罵 * 對己嚴格、因犯錯而自責 * 有嚴厲的父親而內化無法發揮個人陽性力量 * 因嚴厲的道德標準而有罪惡感	* 蘭花：Fire of Life 生命之火 * 蘭花：Redemption Dream 清償之夢 * 非洲：Hard Pear 硬梨樹
Red Chestnut 紅栗花	對他人慈愛與信任。	強迫性的害怕與擔心他人的健康、重複的擔憂。	當關心過了邊界會變成對他人的負面擔憂，容易發生在家庭與伴侶的關係，特別是太過認同自己是照顧者角色的人。 紅栗花可幫助這種不平衡，只有靈魂能錨定自己、給予並散播安穩與愛，才是真正療癒。	* 質疑他人無法度過危機 * 因擔心他人而失眠 * 不過度關心、只在他人需要時提供支持 * 治療師過度關心個案 * 過度關心小孩的父母 * 因擔心而誤承擔了他人的責任 * 懷孕期過度關心胎兒	* 非洲：Milkwood 牛奶樹 * 非洲：Saffron 番紅花樹 * 喜馬：Happiness 快樂

Bach Flower Essences 巴哈花精列表

花名	正面特質	不平衡模式	靈性訊息	相應情境	對應花精
Rescue 急救花精	緊急時刻的安穩與穩定。	驚慌、迷惘、失去意識，強烈創傷。	遭遇極端壓力也能保持與身體的連結，很少用於長期的療癒。急救花精也可用於連接高我初期時刻。	* 上癮發作時 * 動物的緊急或壓力狀態 * 失去控制的小孩 * 生死間極度的痛苦 * 懷孕或生產的極度壓力	* 蘭花：Immediate Relief 緊急紓緩 * 蘭花：Angelic Canopy 天使保護傘 * 非洲：Cherry Wood 櫻桃樹
Rock Rose 岩玫瑰	面對逆境的勇氣，受災時感覺扎根	恐懼、驚恐與害怕毀滅，對應當下恐怖感。	岩玫瑰花精可用於靈魂出體和生存危機的時刻如：暴力攻擊、創傷、意外，或用於臨死階段。 此花可恢復靈魂中陽光般的勇氣去面對巨大挑戰，可單獨使用，或使用急救花精。	* 孩童的惡夢與深層恐懼 * 怕死和受災難時 * 靈性開啟的瀕死經驗時 * 面臨死亡的臣服	* 蘭花：Immediate Relief 緊急紓緩 * 蘭花：Double Espresso 濃咖啡 * 喜馬：Vital Spark 活力火花 * 非洲：Cherry Wood 櫻桃樹 * 富士山：Prem Chivitraa 臨終光明
Rock Water 岩泉水	彈性與流動、接受靈性的領悟。	強硬標準、苦行與禁欲，受到法律或養生法所束縛。	這是來自地下泉水與大地的奉獻，處理有強硬態度的人，或因理想、教條而有苦行傾向。岩泉水幫助靈魂發展彈性。 適合剛開始使用花精的人、或感覺花精沒有效的人，能打開靈魂的植物意識，感受生命綻放的品質。	* 苦修的嚴厲、視身體如機器、嚴厲的飲食要求 * 狹隘與過度的理想主義 * 過度認同靈性純潔、否認俗世生活的喜悅	* 蘭花：Party Time 歡樂時光 * 非洲：Carnival 狂歡嘉年華 * 喜馬：Champagne 香檳 * 蘑菇：Kelp 綠藻
Scleranthus 線球草	果決，能夠選擇與評斷。	猶豫與困惑、在選擇之間搖擺。	靈魂需要學習兩極的內在平衡，被困於混亂的不確定會耗盡了靈魂的活力。線球草花精幫助靈魂更果決，有清晰的目標並抉擇。	* 兩難決定、搖擺在選擇中 * 不清楚自己的想法與感受 * 懷孕間不知道如何調整生活 * 難以辨識身體與能量狀態	* 蘭花：Active Serenity 活躍安穩 * 蘭花：Fire of Life 生命之火 * 喜馬：Clarity 清晰
Star of Bethlehem 伯利恆之星	結合內在神性與整體意識。	過去或最近的驚嚇創傷，需要來自靈性世界的療癒和安撫。	伯利恆之星是深層滋補的花精，可帶來安穩和撫慰。當人透過藥物好讓神經麻痺，卻也與高我失去連結而妨礙到活力。 伯利恆之星花精可幫助人調整精神和靈性，為急救花精五花之一。	* 舒緩過去受虐或身體傷口 * 給受傷過的動物 * 給因離婚、死亡、意外或疾病而驚嚇的小孩 * 安撫失去親友的創傷	* 蘭花：Angelic Canopy 天使保護傘 * 蘭花：Soul's Balm 靈魂之慰 * 蘭花：Being in Grace 恩典之中 * 蘭花：Self Renewal 自我更新 * 非洲：Hard Pear 硬梨樹 * 非洲：Cherry Wood 櫻桃樹 * 喜馬：Chiron 凱龍 * 蘑菇：Past Lives 過去前生 * 蘑菇：Sorrow 釋放悲傷 * 富士山：療癒個人及集體的過去

Sweet Chestnut 甜栗花	逆境後的靈性信念與交流。	深度沮喪與痛苦，身處在靈魂黑夜，感覺被拋棄或孤單。	療癒靈魂中最深的沮喪，靈魂感覺身處黑夜裡，有用藥物或傷害自己的傾向，這樣的痛苦是很深層的生命存在狀態。 此時也預兆將有更高的靈性轉化，透過強烈的痛苦，本性會臣服於更高智慧、重生與超越，即將展開新的靈性身分。	* 靈魂的絕望，感覺被上帝拋棄了、心碎 * 中年危機、感覺與靈魂源頭斷開的孤單 * 靈性本我轉化時的"靈魂黑暗期"	* 蘭花：Andean Fire 安地斯之火 * 蘭花： Night Soul 夜魂 * 喜馬：Gateway 閘口 * 蘑菇：Bleeding Heart 淌血之心 * 雷光：獨標
Vervain 馬鞭草	溫和、寬容與平衡，中道之路，具體化理想。	過度堅持理念、狂熱、過度努力而疲憊。	理想主義的靈魂會為了信念而工作，卻讓領袖魅力變成了狂熱，讓身體超過負荷而身心無法連結，容易有身體緊張、神經或消化問題。 馬鞭草花精幫助靈魂專注與落地，使身體和諧，並注入豐富的靈性力量，能夠啟發、領導並療癒他人。	* 過動與太緊張的動物 * 信念太僵化並想影響他人 * 不管他人自由意志的演說 * 太過強勢的領導人	* 蘭花：Serene Overview 寧靜之觀
Vine 葡萄	無私的服務，更高的靈性主體。	跋扈、暴君，強迫或征服他人。	人的強壯意志雖有領導力量，卻沒有與真實的高我連結，使得人變得自私。當人轉變認知就能學到真正的領導力是內在臣服、謙卑與靈性服務，才能真正地為了他人與地球做好事。	* 身心上強迫或剝削他人 * 霸凌弱者的小孩或動物 * 用階級、金錢與權力控制 * 總是命令小孩的父母 * 自私的領導人 * 用黑魔法來控制人	* 蘭花：Shield of Light 光之盾牌
Walnut 胡桃	解放限制、轉化跟隨自己步伐與天命。	過度受到社會、家庭與社群的影響。過去信念抑制了靈魂進化。	胡桃花精是生命巨大轉化時期的重要花精，此時靈魂需要堅定內在目標，不受到家庭牽絆、社群習慣或習俗的影響。 此花精可強化人的心智力量，能廣泛運用於生命轉化期（生死、搬家、移動、轉職、關係變化時），幫助人覺察與跟隨進化之路。	* 青少年受到同儕壓力或批評 * 搬家或生產時 * 臨死而家屬無法放手時 * 中年危機，解除現在模式、有勇氣跟隨天命 * 幫助生產過程、適應新手父母的角色 * 破除不好的飲食壞習慣 * 重大的療癒過程中	* 蘭花：Dragon Fire 龍之火 * 蘭花：Protective Presence 保護現前 * 非洲：White Stinkwood 樸樹 * 喜馬：Nirjara 1 悟入一 * 喜馬：Nirjara 2 悟入二 * 喜馬：Transmutation 翻轉 * 喜馬：Gulaga 古拉伽 * 富士山：迎向改變與重生
Water Violet 水堇	高貴與平衡的連結，分享天份。	冷淡和高傲，與人有距離。	水堇人通常是安靜、優雅與平靜的靈魂，有才能處理許多困難工作，卻表現出距離或冷漠，甚至是自大與驕傲的樣貌。 許多這樣的靈魂選擇生於富有地位的家庭中，或本身就帶著高貴氣質。雖然靈魂是高度進化的，卻困在前世潛意識記憶中。 人必須學習真正的靈性本性包括了所有人性經驗，需練習慈愛與喜悅地與人連結。	* 感覺優越而與人疏離 * 不想要與人分享、無法展露慈悲 * 很難參與社交互動	* 蘭花：Heart of Light 光之心 * 喜馬：Pink Primula 粉紅報春花 * 蘑菇：Buddha's Ears 佛陀之耳

Bach Flower Essences 巴哈花精列表

花名	正面特質	不平衡模式	靈性訊息	相應情境	對應花精
White Chestnut 白栗花	安穩的思緒。	重複性思考、喋喋不休與擾動的心，睡眠品質不佳。	當人的思考是強迫與過度擔心時，內心翻騰與重複播放產生失眠、頭痛及其他神經失調之苦，或者會使用藥物而上癮。 白栗花幫助人恢復心的安詳與平靜，特別能幫助太陽神經叢與心。	* 年老時的喋喋不休與擔憂 * 想要可休息的睡眠 * 讓腦袋清明與專注 * 冥想時很難靜下來 * 強迫的反覆想法 * 不停著說同樣的話	* 蘭花：Crown of Serenity 寧靜之冠 * 蘭花：Boundless Peace 無限平靜 * 蘭花：Sleep of Peace 安穩之眠 * 蘭花：Clear Mind 澄明心智 * 喜馬：Morning Glory 牽牛花 * 蘑菇：Fierce Love 熾熱之愛
Wild Oat 野燕麥	內心真正的價值，清楚生命的目標。	對生命方向的困惑和不確定，嘗試許多活動但不滿足。缺乏承諾，覺得工作只是為了生存。	巴哈醫師知道基本的靈魂問題，因此認為野燕麥（Wild Oat）與冬青（Holly）是巴哈花精中重要的兩個基礎花精。 現在的機械式與物質主義的社會中，工作的動機就是金錢。靈魂沒有機會透過天命工作來服務時，就會耗盡靈魂真正的生命力。 野燕麥可幫助許多年輕人或中年危機的人，幫助人認清楚自己生命真正的召喚，尋求工作的更高目標與意義。	* 青少年煩惱生命方向與目的時 * 對現在的工作不滿意、清楚知道工作方向與職業 * 不想被束縛、太過自由而找不到方向 * 有很多興趣、但對長期目標缺乏承諾與熱情	* 蘭花：Blue Angel 藍色天使 * 蘭花：Life Direction 生命方向 * 蘭花：Wingéd Messenger 羽翼使者 * 非洲：White Pear 白梨樹 * 非洲：Platbos Lion Fynbos 獅耳花 * 喜馬：Ecstasy 狂喜
Wild Rose 野玫瑰	儘管有考驗或痛苦，仍願意喜樂活著並且有所承諾。	因痛苦而麻痺了，無法擁抱生命。	野玫瑰花精處理的是靈魂對世界是否有興趣的議題，當人切斷了內在療癒的連結，靈魂會退縮與耗盡，因此肉身感覺到掙扎。此花精幫助久病或緩慢復原的人恢復生命力，特別強化肉體和世界的連結。指出生命是神聖且寶貴的機會，靈魂能努力去擁抱一切。	* 冷漠的動物 * 長期生病而活力少的小孩 * 面對重大健康狀況時放棄了 * 因為悲傷而退縮	* 蘭花：Revitalize 恢復活力 * 非洲：Sea Guarrie 海烏樹 * 喜馬：Flight 奔放煥發
Willow 柳樹	負起生命的責任，去適應或改變環境。	憤恨與固執的記憶、責怪他人或有受害者傾向。	柳樹花精可療癒憤恨，特別當人感覺到迫害或不公平，或難以面對老化過程。因為身體沒有彈性而變得僵硬，可能有關節、風濕與其他疼痛問題。 此花精可使人回春，能更有彈性與靈活地接受挑戰，負起面對困境的責任。	* 青少年覺得不公平、憎恨父母與社會 * 覺得自己是受害者、都是別人的責任 * 釋放孩童時期的苦、能夠原諒當時的父母、老師或家人們	* 蘭花：Voice of Courage 勇氣之聲 * 非洲：Hard Pear 硬梨樹 * 非洲：Baobab 猴麵包樹 * 雷光：在我

花精綜合分類查詢

身體照顧組

敘述	花精名稱	頁數
轉變～各年齡層的女性，特別是年過五十的女性轉換期	蘭花：Life Cycle Renewal 更新生命循環	37
轉變～噴霧款可平衡所有脈輪，對青少年的轉化時期很好	非洲：Black Bark 知識～黑皮樹	63
年老～減輕年老時不再適合的態度與信念，活力與耐力	喜馬印度：Endurance 耐力	73
年老～難面對老化，身體僵硬與等疼痛問題。回春與彈性面對	巴哈：Willow 柳樹	108
臨終～轉生過程順利，身體接受死亡過程	富士山：Prem Chivitraa（臨終光明）	84

花精之友應用手帖

身體照顧組

敘述	花精名稱	頁數
休息～想休息卻要需要再努力，修復能量，提高幹勁	富士山：生命力	84
休息～暫停所有的事情，自然流動	雷光：A Goddess Holiday 女神的假期	95
休息～微風與天空中有緩息的空間	雷光：In a Graceful Time 溫柔時間	95
休息～全身深度寂靜的放鬆	雷光：All is Well 就這樣吧一切都很好	97
上癮～有助於擺脫根源於過去的上癮模式以及強迫行為	喜馬印度：Opium Poppy 罌粟	72
上癮～幫助藥濫用或酗酒，給予他們平衡與穩定	喜馬印度：Sober Up 清醒	72
上癮～降低緊張的行徑，有助於斷絕例如抽菸等上癮的習性	喜馬印度：Morning Glory 牽牛花	73
上癮～深度款身心清理，可解除上癮	蘭花：Clearing & Releasing 清理釋放	26
上癮～以面具隱藏焦慮，用上癮來麻痺情感	巴哈：Agrimony 龍芽草	101
上癮～用藥物來掩蓋對未知的恐懼	巴哈：Aspen 白楊	101
上癮～失去控制的貪食或厭食	巴哈：Cherry Plum 櫻桃李	102
上癮～打破重複的飲食失調習慣，重複性的身體問題	巴哈：Chestnut Bud 栗樹芽苞	102
上癮～飲食壞習慣，過度裝飾外表，創傷贅肉，在美容減肥流轉	富士山：美麗與調身	83

心智、學習與閱讀組

敘述	花精名稱	頁數
重新找回生命的熱情與創造力，提振冷漠與不起勁	非洲：Sea Guarrie 啟發之樹～海烏樹	65
憤怒～化解苦澀和憤怒的感覺	非洲：Spike Thorn 慈心之樹～荊棘樹	65
擔憂～去除腦中的擔憂，篩除想法中的垃圾，光明與清晰	蘑菇：Fierce Love 熾熱之愛	76
悲傷～無法深入內在傷痛與失落的人，需要一些時間釋放	蘑菇：Sorrow 釋放悲傷	77

心理照顧組

｛ 個人發展組 ｝

人際關係組

伴侶關係與性議題組

陰陽～接受陰陽面，更能展現魅力擁有自信，與伴侶一同成長	富士山花精：陰性與陽性	80
陽性～靈魂之旅的勇氣和目標，增強做決定的意志力	蘭花：Fire of Life 生命之火	31
陰性～神性之光在意識裡顯化，清理視野讓真理展現	蘭花：Furnace of Life 生命之爐	31
強烈被愛的感覺，需要有伴侶的愛	蘭花：Rising Flame 揚升火焰	42
性慾會從表演轉變成親密感與深層的交流	蘭花：Sacral Regulator 神聖椎底調節	45
重新點燃性能量核心，自覺性慾更深層的本性	蘭花：Source of Life 生命源頭	51
伴侶關係中的界線和平衡，依存議題	非洲：Rock Alder 幸福之樹～岩赤楊	65
陰陽～陽性力量、男性性慾、火星	喜馬印度：Warrior 武士	73
對於男性，可讓心輪連接太陽神經叢，性的權力轉為愛	喜馬印度：Heart of Tantra 譚崔之心	71
治癒情人間的創傷，讓更高境界的結合發生	喜馬印度：Trust 信任	73

女性專區組

保持隱蔽免於八卦威脅，保護女性後頸能量點	蘭花：Knight's Cloak 騎士斗篷	36
適合各年齡層的女性，特別是年過五十的女性	蘭花：Life Cycle Renewal 更新生命循環	37
陰性能量～智慧女人，美麗、優雅、接納、愛與維納斯的力量	喜馬印度：Goddess 女神	73
陰性能量～熱情表達、勇猛無懼和野性的女神	喜馬蘑菇：Red Kali 紅色卡莉	77
陰性能量～釋放男性所主導的限制或虐待，增加覺醒。	喜馬印度：Golden Dawn 金色拂曉	71
不再年輕的衝擊，自卑與過度競爭，受限於性與外表，覺得自己很醜。愛情匱乏感。肯定與展現女性的肉體，接受美麗與自信	富士山：美麗與調身	83
金星通過太陽，綻放自身的美麗、祝福與讚美，女性閃耀光輝	雷光：美神	92
更年期時的批評與情緒化，脆弱感與不穩定	巴哈：Beech 櫸木	101

親子與孩童組

豐盛實現組

人生方向組

運動競賽組

工作議題組

轉化蛻變組

熱火與勇氣，可以從靈魂內在引發出深層的改變	蘭花：Dragon Fire 龍之火	30
在重大改變時有用（搬家或轉換跑道），帶來銜接感與心靈保護	蘭花：Protective Presence 保護現前	41
開啟頂輪，在生命轉換和改變時期幫助調整與高我一致	非洲：White Stinkwood 光華之樹～檏樹	66
解放舊有信念，改變受制的態度，消去細胞內過時的印記	喜馬印度：Nirjara 1 悟入一	72
解放不再適用的模式，不受過去的期待或恐懼所打擾	喜馬印度：Nirjara 2 悟入二	72
掙脫皮囊的品質放下過去模式、讓新的事物呈現出來，帶給人不只是轉變、是更為翻轉的進化。	喜馬澳洲：Transmutation 翻轉	74
適合用於轉化的花精。清理不再適合的事物，重新校對	喜馬澳洲：Gulaga 古拉伽	74
放下不需要的想法與舊有模式，順利度過轉變，往新次元移動	富士山：迎向改變與重生	80
生命巨大轉化時期，包括生死、搬家、移動、轉職、關係變化	巴哈：Walnut 胡桃	107

行運關係組

開真、璀璨星流	雷光風水環境精素	90 96
召喚薩滿的能量並淨化占星學上凱龍穿越的現象	喜馬印度：Chiron 凱龍	71
擁抱天性之中被遺棄且更黑暗的面向，減輕冥王星穿越的不適	喜馬印度：Pluto 冥王星	72
讓心去接近並收到靈魂的超越與理解，不只看到行星的限制	蘭花：Light of the Soul 靈魂之光	37
面對厄運或逆行的星宿影響，有如撐起一把屏蔽 "星盤之雨" 的傘	蘭花：Just Center 就是核心	36

花精之友應用手帖

冥想議題組

夢與靈感組

防禦保護組

心靈議題組

花精之友應用手帖

清理淨化組

自然神靈薩滿組

美白冰、光輪、此刻地球上、時空旅人	雷光風水環境精素	93~98
全身舒展開，整體的祥和與輕盈之感，與仙子界有關	蘭花：Blue Bell 藍鐘花	23
喚醒腳底的脈輪、溫和能量的快樂，與精靈界有關	蘭花：Moss 苔蘚	39
拉近我們與植物王國的自然之美之間的距離	蘭花：Wood element 木元素	58
身心靈合一，發展洞察力與千里眼，連結天使界的詩歌	蘭花：Songline 歌之徑	49
看破虛幌，老鷹的靈性力量模範	蘭花：Light of My Eye 眼中光芒	38
生靈議會的平等性，薩滿神秘	蘭花：Shadow Facing 面對陰影（需特訂）	46
大地之母與天空之父的肯定，召喚力量聖獸	蘭花：Totem 圖騰	53
召喚大地的能量，療癒生命傷痛，融入蓋亞的智慧之內	喜馬復活節島：Rapa-nui 帕拉努伊	73
召喚薩滿的能量，淨化力量	喜馬印度：Chiron 凱龍	71
加強「萬物互相依存」的群體意識，協力合作	喜馬澳洲：Synergy 協力合作	74
怡然自得，與磨菇世界與森林中的小矮人們的完整歸屬感	蘑菇：Delight in Being 輕鬆自在	76
擁抱大自然，釋放緊張，讓社會中的騷動與混亂安穩下來	蘑菇：Green Earth 綠地球	76
世間萬物都是我的化身體，可穩定轉世於身體中的靈魂	蘑菇：Giant Eucalypt 尤加利巨樹	76
就像是小孩的整體相互依存，活潑快樂，歡慶活著的喜悅	蘑菇：Pagoda People 塔菇家族	77

特殊使用組

大小幸運水	製作者建議此"幸運加倍"，可將幸運水從個人的小確幸，拉到個人與整體的加倍幸運，隔天輪用一天一次	蘭花：Positive Flow 正向之流＋Revelation 啟示	40 42
女人五十	為了年過五十的女性在陰性能量所面臨的挑戰，白日使用更新生命循環，夜晚使用回家	蘭花：Life Cycle Renewal 更新生命循環＋Coming Home 回家	37 26

基本三組合	可平衡骨盆區域 DPS 的第一層次，三種花精各輪用三天（第一天使用無條件的擁抱、第二天使用打開愛、第三天使用孩戲。第四天無條件的擁抱、第五天使用打開愛、第六天使用孩戲 ... 接續下去）的組合方法，請持續使用 63 天	Unconditional Snuggles 無條件的擁抱、 Unveiling Affection 打開愛、Child's Play 孩戲	55 55 25
愛的三組合	可支援第四脈輪、打開心中的愛，三種花精三天為一輪的組合來使用花精，請持續使用 63 天	Heaven's Gate 天堂門、Moon Child 月亮小孩、Love's Secret 愛的秘密	34 39 38
天空三重奏	增強第一脈輪與第二脈輪，三種花精三天為一輪的組合來使用花精，請持續使用 63 天	Crown of Serenity 寧靜之冠、Celestial Triangle 天空三角、True Connections 真實連結	27 24 53
活力三組合	帶來腹部複雜體的力量，三種花精三天為一輪的組合來使用花精，請持續使用 63 天	Vital Core 活力核心、Vital Clarity 活力清晰、Vital Light 活力之光	56
靈性三組合	可走入靈性道路更強的清晰感 ，三種花精三天為一輪的組合來使用花精，請持續使用 63 天，本組僅提供給 TEK 肌力測檢個案	Spirit Path1、Spirit Path 2、Spirit Path3 靈性道路一二三	來信洽詢

緊急使用組

安穩，淨化水晶與空間	蘭花：Angelic Canopy 天使保護傘	21
急需外加能量的緊要關頭時，推一把的能量，不宜每天使用	蘭花：Double Espresso 濃咖啡	29
急救狀態，拉回失魂狀況、回到當下	蘭花：Immediate Relief 緊急舒緩	35
讓頭腦有向上提升，在挑戰很大時能夠緩和痛苦	蘭花：Happy Relief 快樂解脫	33
悲傷到有輕生念頭時	蘭花：Soul's Balm 靈魂之慰	50
巨大危機或倍受威脅時，幫助我們避免分心	蘭花：Unicorn 獨角獸	55
櫻平衡驚嚇、恐懼和創傷，很棒的安撫花精，重整回到生活軌道	非洲：Cherry Wood 平靜～櫻桃樹	63
受驚嚇、創傷、恐懼等極端的情緒之下增強活力與生命力	喜馬印度：Vital Spark 活力火花	73
強大存在感的實體，祈請宇宙的連結，開啟宇宙的入口	蘑菇：Ancient Myrtle 古香桃木	76
恐懼失去控制，放下交給神性、相信靈性的更高力量，輕生傾向	巴哈：Cherry Plum 櫻桃李	102

生存危機的時刻或臨死階段。陽光般的勇氣去面對巨大挑戰	巴哈：Rock Rose 岩玫瑰	106
緊急時刻跟壓力下的安穩與穩定	巴哈：Rescue 急救花精	106

公益與救災組

臨終轉生的過程更順利，接受死亡，安寧照護公益	富士山：Prem Chivitraa（臨終光明）	84
重建女性海底輪的本性天真 ，性創傷復原公益	蘭花：Joyous Purification 喜悅淨化	35
安穩，淨化水晶與空間，心靈安撫救災使用	蘭花：Angelic Canopy 天使保護傘	21
急救狀態，拉回失魂狀況、回到當下，心靈安撫救災使用	蘭花：Immediate Relief 緊急舒緩	35
悲傷到有輕生念頭時，心靈安撫災後使用	蘭花：Soul's Balm 靈魂之慰	50
平衡驚嚇、恐懼和創傷，很棒的安撫花精，重整回到生活軌道	非洲：Cherry Wood 平靜～櫻桃樹	63
助人工作者歡迎另行來信、申請弱勢朋友公益主題花精	其他	來信洽詢

動物、植物

適用於焦慮的動物以及移植等等而受驚的植物	喜馬印度：Vital Spark 活力火花	73
對焦躁的動物頗有益	喜馬印度：Childrens Flower 孩童之花	71
以無條件的愛裹住氣場，人類或動物受創後可以使用	蘭花：White Beauty 純白之美	57
極端壓力與驚恐的動物	巴哈：Cherry Plum 櫻桃李	102

第一脈輪

重建兩性本性天真，處理性虐待的議題	蘭花：Joyous Purification 喜悅淨化	35
提供多層保護，帶來光、安全、力量穩定感	蘭花：Soul Shield+ 靈魂盾牌	50
在深層的冥想後更加札根落地，正常的生理時鐘失調的話也可用上	蘭花：Earth element 土元素	30
看見本源，清除低階脈輪所不想要的負面印記	蘭花：Blue Angel 藍色天使	23

第二脈輪

第三脈輪

第四脈輪

第五脈輪

第六脈輪

淨化與移除能量殘渣。進入更高深的冥想前服使用，維持健康體液的平衡	蘭花：Water element 水元素	57
對第三眼經驗的靈視探索很有用	蘭花：Direct Vision 直接靈視	29
個案曝露在的負面能量刺探之下的保護，第三眼會有強烈的轉變之感	蘭花：Defender of the Light 光之防禦	29
清理眉心輪與頂輪，培養和諧與專注的心智	蘭花：Emerald 綠寶石精素	30
看到靈性之路上阻礙進步的陰影和恐懼，加深思考	蘭花：Guardian of the Inner Journey 內在旅程守護者	33
對天使界方面的覺察，重新配置腦中的電流，促進閘口往更高的層次打開	蘭花：Violacea Veritas 紫色真理	55
直覺力、專注與清晰，看到更大的藍圖，連結內在智慧	非洲：Fine Ironwood 直覺之樹～鐵樹	64
冥想與千里眼之能力，改善注意力不集中和方向感。降低孤立疏離感	喜馬印度：Clarity 清晰	70

第七脈輪

更有批判性的思考和決策，清晰思維又有活力	蘭花：Active Serenity 活躍安穩	21
振奮人心的精素，能夠減輕負荷，帶給靈魂帶來喜樂。	蘭花：Air element 風元素	21
不再執著過去，溶解過往行為或業力	蘭花：Behold the Silence 注視靜默	22
到"記錄大廳"之中找到上帝之語，創造的智慧	蘭花：Crown of Consciousness 意識之冠	27
螺旋形且非常活躍的能量，重新校準開啟了頂輪的智慧層面	蘭花：Shiva's Trident 濕婆三叉戟	48
重建頂輪光圈，聲音與語言的責任，身心靈的洞察，天使界的詩歌	蘭花：Songline 歌之徑	49
保持空間能量純淨，協調心和頂輪去理解宇宙聲音	蘭花：Temple of light（5）光的聖殿（5）	52
用於緊急狀況、遠離麻煩之源或潛在的傷害	蘭花：Unicorn 獨角獸	55
開啟頂輪，幫助想發展通靈的人，讓內在意圖在現實中展現	非洲：White Stinkwood 光華之樹～樸樹	66

合一與身心靈的統合，降低分離孤立與低微的感覺	喜馬印度：Flight 奔放煥發	70
由更高的視野來看自己。與高我、指導靈、高次元存有連結時。用於冥想療癒	富士山花精：整合靈性及物質世界	82

第八脈輪

放鬆第八脈輪的緊張，太過於要求完美且要控制生命。增強內外靈性資源	蘭花：Clearing the Way/Self Belief 清理道路 / 相信自己	26
進入更高的內在能量校正，減輕卡在第八脈輪的壓力	蘭花：Crown of Serenity 寧靜之冠	27
釋放在第八脈輪的業力模式，顯示出靈性知識和靈性力量的誤用	蘭花：Releasing Karmic Patterns 釋放業力模式	43
清理第一、第八、第十和第十二脈輪中細胞層面裡古老而負面的能量模式	蘭花：Renewing Life 更新生命	43
強化頂輪。配合冥想使用極佳，在金牛座的滿月之下製作	喜馬印度：Lotus 蓮花	73

更高脈輪

熱火與勇氣，可以從靈魂內在引發出深層的改變	蘭花：Dragon Fire 龍之火	30
龍面具花精運作到 27 脈輪，讓人能夠從更高層次的心靈來了解	蘭花：Dragon Mask 龍面具	30
強力的精素，影響到第 27 脈輪之上，也對於骨盆區 DPS 和第四脈輪有用	蘭花：Metal element 金屬元素	39
開始於第 4 脈輪，接而揚升越過第 21 脈輪，朝向永恆，超越群星	蘭花：Clarity of Spirit 心靈清晰	25
與神性上連結的本性，踏上靈魂旅程並且進化的需求	蘭花：Clarity of Connection 連結清晰	25
幫助人提高視野，從宇宙生命觀看集體意識問題，並延伸至第 29 脈輪	蘭花：Higher Courage 更高勇氣	34
修復心輪與前世創傷、強作用於 20 ～ 29 脈輪	蘭花：Purity of Soul 靈魂淨化	41
頂輪處的阻礙被此花精推到磁場層之外，垂直地擴展的意識	蘭花：Pushing Back the Night 推走黑夜	41

IX

綜合分類

A~G 查詢

IX

綜合分類

雷光精素與富士山花精列表

IX

綜合分類

花精心得筆記

投稿化名： 記錄日期：

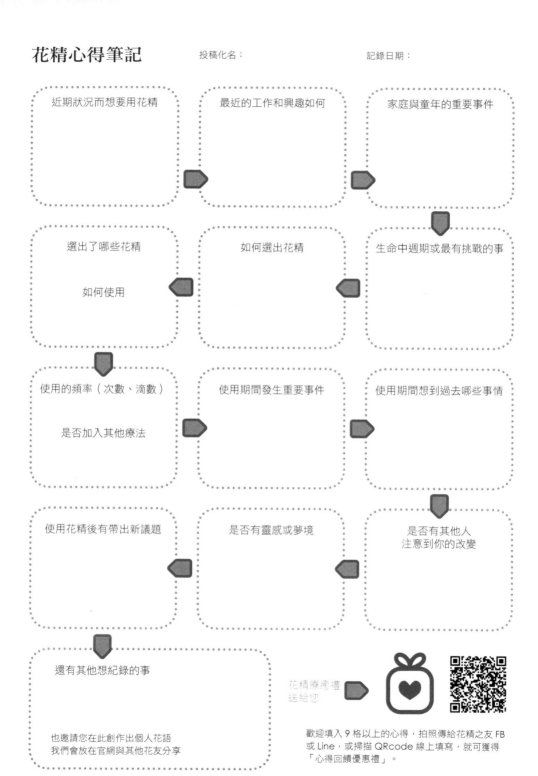

近期狀況而想要用花精

最近的工作和興趣如何

家庭與童年的重要事件

選出了哪些花精

如何使用

如何選出花精

生命中週期或最有挑戰的事

使用的頻率（次數、滴數）

是否加入其他療法

使用期間發生重要事件

使用期間想到過去哪些事情

使用花精後有帶出新議題

是否有靈感或夢境

是否有其他人
注意到你的改變

還有其他想紀錄的事

也邀請您在此創作出個人花語
我們會放在官網與其他花友分享

花精療癒禮
送給您

歡迎填入 9 格以上的心得，拍照傳給花精之友 FB
或 Line，或掃描 QRcode 線上填寫，就可獲得
「心得回饋優惠禮」。

經銷體驗工作室

歡迎來信洽詢成為花精之友經銷夥伴，我們歡迎體驗工作室與獨立療癒師，
您可享有商品經銷優惠、課程支援與學旅團優惠。

台北古亭站

食在自在心空間 Spaco
（個案、試用、購買）請先預約
台北市大安區羅斯福路二段 101 巷 10 號
提供學花精全套現場購買
本站可索取放以與弱勢公益花精
巴哈花精購買處
TEL：02-2363-2178
LINE：@spaco
FB：食在自在心空間 spaco

台北永康站

平衡空間 No Age Space
（個案、試用、購買）請先預約
台北市大安區永康街 23 巷 39 號 B1
提供學花精全套試用
本站可索取放以與弱勢公益花精
巴哈花精購買處
TEL：0921-128-361
FB：平衡空間 NO AGE SPACE

台中朝馬站

泛蓋亞（個案、試用、購買）
台中市西屯區台灣大道四段 696 號
開放時間：週二至週日 12:00-18:00
本站可索取放以與弱勢公益花精
巴哈花精購買處
TEL：04-2463-3376
FB：泛蓋亞 Pangaea
LINE ID：@rsp0824s

台中科博站

塔拉妙法療癒花園（個案、試用、購買）
台中市台灣大道二段 405 號 5 樓 11，
請先預約
本站可索取放以與弱勢公益花精
TEL：0939-806-928

高雄新崛江站

心鑰（試用、購買）
高雄市新興區玉竹一街 25 號
開放時間：15:00~22:00
本站可索取放以與弱勢公益花精
不定期店休、來店前請先連絡
TEL：0977-657-238

彰化建國科大站

乚星身心靈學苑（試用、購買）
彰化市介壽北路 108 巷 18 號、建國科技大學旁
開放時間，預約制
LINE ID：cardlffbee

花蓮市站

佩蒂宅天然有機美舖（試用、購買）
花蓮市林森路 305 巷 5 號
TEL：03-831-1058
本站可索取放以與弱勢公益花精
巴哈花精購買處
Line ID：佩蒂宅
FB：佩蒂宅天然有機美舖

文章收錄

官網收錄有 2012 年以來花精文章與心得投稿，讓花友們能對製作背景、植物心靈學、
花精效用有更多了解，也歡迎您投稿與我們分享。

花友投稿心得‧療癒師分享文‧公開講座報‧導花精綜合運用‧植物背景故事‧花精讀書會報導‧
回饋故事與用法‧台日花精圈交流‧花精國外學旅團‧官網會員電子報

歡迎洽詢：
花精體驗會、專業花精課、
花友聚會與花精讀書會

 官網

 部落格

 FB

 Instagram

 Line@

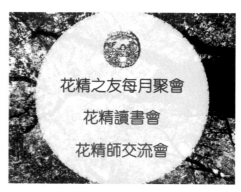

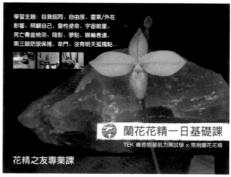

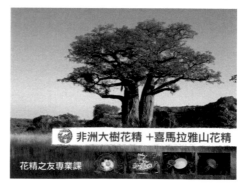

聯絡資訊

花精之友 Flower Essence Friends
官網 http://www.fefTaiwan.com
臉書粉絲頁 https://www.facebook.com/fefTaiwan
部落格 http://FlowerEssenceFriends.blogspot.tw
Line ID：FlowerFriends
Email：fef@HealingOrchids.tw

花精之友01　PE0149

新銳文創　花精之友應用手帖
INDEPENDENT & UNIQUE

作　　者	花精之友
責任編輯	鄭伊庭
圖文排版	王嵩賀
封面設計	蔡瑋筠

出版策劃	新銳文創
發 行 人	宋政坤
法律顧問	毛國樑　律師
製作發行	秀威資訊科技股份有限公司
	114 台北市內湖區瑞光路76巷65號1樓
	電話：+886-2-2796-3638　傳真：+886-2-2796-1377
	服務信箱：service@showwe.com.tw
	http://www.showwe.com.tw
郵政劃撥	19563868　戶名：秀威資訊科技股份有限公司
展售門市	國家書店【松江門市】
	104 台北市中山區松江路209號1樓
	電話：+886-2-2518-0207　傳真：+886-2-2518-0778
網路訂購	秀威網路書店：https://store.showwe.tw
	國家網路書店：https://www.govbooks.com.tw

出版日期	2018年6月　BOD一版
定　　價	420元

國家圖書館出版品預行編目（CIP）資料

花精之友應用手帖 / 花精之友作. -- 一版. --
臺北市：新銳文創, 2018.06
　　面；　公分
　BOD版
　ISBN 978-957-8924-16-1 （平裝）
　1. 芳香療法　2. 香精油

418.995　　　　　　　　　　　　107006552

讀 者 回 函 卡

感謝您購買本書，為提升服務品質，請填妥以下資料，將讀者回函卡直接寄回或傳真本公司，收到您的寶貴意見後，我們會收藏記錄及檢討，謝謝！
如您需要了解本公司最新出版書目、購書優惠或企劃活動，歡迎您上網查詢或下載相關資料：http:// www.showwe.com.tw

您購買的書名：＿＿＿＿＿＿＿＿＿＿＿＿＿＿＿＿＿＿＿＿＿＿＿

出生日期：＿＿＿＿＿年＿＿＿＿＿月＿＿＿＿＿日

學歷：□高中 (含) 以下　　□大專　　□研究所 (含) 以上

職業：□製造業　□金融業　□資訊業　□軍警　□傳播業　□自由業
　　　□服務業　□公務員　□教職　　□學生　□家管　□其它＿＿＿＿＿

購書地點：□網路書店　□實體書店　□書展　□郵購　□贈閱　□其他

您從何得知本書的消息？

　□網路書店　□實體書店　□網路搜尋　□電子報　□書訊　□雜誌
　□傳播媒體　□親友推薦　□網站推薦　□部落格　□其他＿＿＿＿＿＿

您對本書的評價：（請填代號　1.非常滿意　2.滿意　3.尚可　4.再改進）

　封面設計＿＿＿　版面編排＿＿＿　內容＿＿＿　文／譯筆＿＿＿　價格＿＿＿

讀完書後您覺得：

　□很有收穫　□有收穫　□收穫不多　□沒收穫

對我們的建議：＿＿＿＿＿＿＿＿＿＿＿＿＿＿＿＿＿＿＿＿＿＿

＿＿＿＿＿＿＿＿＿＿＿＿＿＿＿＿＿＿＿＿＿＿＿＿＿＿＿＿

＿＿＿＿＿＿＿＿＿＿＿＿＿＿＿＿＿＿＿＿＿＿＿＿＿＿＿＿

＿＿＿＿＿＿＿＿＿＿＿＿＿＿＿＿＿＿＿＿＿＿＿＿＿＿＿＿

11466
台北市內湖區瑞光路 76 巷 65 號 1 樓

秀威資訊科技股份有限公司　　　收

BOD 數位出版事業部

··

（請沿線對折寄回，謝謝！）

姓　　名：＿＿＿＿＿＿＿＿＿　年齡：＿＿＿＿　性別：□女　□男

郵遞區號：□□□□□

地　　址：＿＿＿＿＿＿＿＿＿＿＿＿＿＿＿＿＿＿＿＿＿

聯絡電話：(日)＿＿＿＿＿＿＿＿＿＿(夜)＿＿＿＿＿＿＿＿＿＿

E-mail：＿＿＿＿＿＿＿＿＿＿＿＿＿＿＿＿＿＿＿